全身CT血管成像技术应用指南

主　审　龚良庚
主　编　黄水平　左敏静　叶印泉
副主编　严辉峰　徐斯维　顾太富

U0239162

江西科学技术出版社

《全身CT血管成像技术应用指南》
编委会

主　审：龚良庚

主　编：黄水平　　左敏静　　叶印泉

副主编：严辉峰　　徐斯维　　顾太富

委　员：程紫君　　蔡雪瑶　　蔡炳宗　　龚良庚　　郭丽娟

　　　　顾太富　　黄水平　　黄小宁　　黄华斌　　刘贯清

　　　　刘苏敬　　刘　颖　　李五根　　李　晓　　彭碧波

　　　　任海波　　涂欢欢　　王志强　　吴海龙　　魏志鹏

　　　　熊小丽　　徐斯维　　徐昌民　　徐世国　　宣俊超

　　　　姚　彬　　严辉峰　　叶印泉　　于建华　　曾朝霞

　　　　朱继连　　左敏静　　周　璐

前　言

随着 CT 软件及硬件的快速发展,CT 血管成像(CTA)技术已广泛应用于临床,临床上,多层螺旋 CT、双源 CT 到新一代能谱 CT 应用,为该技术发展提供广泛发展空间,对心血管疾病早期预防、早期诊断、早期治疗发挥重要作用,也丰富了医学影像专业内容。CTA 运用至今已有 20 多年,从最初体部 CTA 成像到冠脉 CTA 成像,从动脉 CTA 成像到静脉 CTV 成像。CTA 既能提供解剖学信息,又可以提供实质器官的功能信息,逐步成为疾病诊断的首选一站式检查手段,其不仅应用在三级医院,也快速辐射到二级医院甚至乡镇基层医院。

南昌大学第二附属医院 1984 年购置江西省第一台 CT,2007 年配置江西省第一台 64 排螺旋 CT,再到现在新一代高端 CT,已完成 20 余万个不同部位 CTA、CTV 成像的病例扫描,具有丰富的临床经验,我们经过不断总结经验和教训,不断地尝试不同扫描方法、不同扫描参数、不同用量对比剂的组合,摸索出一套个性化扫描参数。现将全身各个部位血管 CT 扫描参数、后处理技巧及病例图像整理成册,内容适用于当前及今后 CT 血管成像技术发展需求,具有一定前瞻性,对 CT 血管成像临床实践具有现实指导意义。

"影像发展,技术先行",影像技术人员专业技能提高是关键。我们希望本书有助于提高 CT 技术人员的操作技能水平,有助于三级医院的规范化扫描,也有助于二级医院甚至基层医院开展相应的技术。目前国内 CT 产品多样化,本书没有完全细化到具体产品,也许会有扫描参数差异,在编写过程存在的不完善之处,恳请各位批评指正,并提出宝贵意见。

龚良庚

2023 年 5 月 12 日

于南昌大学第二附属医院

目　录

第一章 全身CT血管成像的CT机发展史

第一节 CT机成像原理及结构

一、CT成像的基本原理

常规X线摄片或透视是利用人体内不同组织密度对于X线穿透后吸收能力不同的原理成像的。当X线透过人体后,因不同部位组织密度衰减程度不同,在胶片上或荧光屏上形成相应组织或器官的图像。CT也是利用X线的穿透性来成像的。为了解决常规X线成像中不同脏器的空间重叠问题,CT采用高度准直的X线束围绕身体某一组织或器官厚度层面进行扫描,扫描过程中由灵敏的探测器记录下X线穿透此层面后的衰减信息,由模拟-数字转换器将此模拟信息转换成数字信息,然后输入电子计算机。

依照物理学原理,X线穿透人体组织后会产生X线能量衰减,衰减的程度与物质的密度和厚度有关。人体由不同的物质构成,对透射的X线可产生不同程度的衰减,根据Lam Bert的衰减定律,其通过人体组织后光子与源射线是一个指数关系,衰减是射线通过一个物体后强度减弱,由不同物质构成,假设X线的初始强度为I_0,组织的厚度为d,衰减系数u,衰减后的X线强度为I,则有公式:

$$I = I_0 e^{-ud}$$

CT成像中,X线束"扫描"一个成像层面意味着从不同角度透射人体,得到可满足重建数据所要求的多个投影信息。每个方向上投射的X线都将穿过层面内投射轨迹上的所有体素,到达探测器时,受到的衰减将是各体素衰减作用的总和,以衰减系数u表示,则有公式:

$$I = I_0 e^{-(u1+u2+u3+u4+\cdots\cdots)d}$$

扫描中,随着不断地改变投影角度,则得到各个投影方向的大量数据集合,通过计算机实施相应的重建数字运算,最终可得到层面内每个像素的X线衰减信息。这些X线衰减数据即组成数字矩阵,为了使图像直观化,此数据矩阵经数字－模拟转换后,以由黑至白的不同灰阶表示层面内不同位置组织所造成的 X 线衰减强度,即将每一像素的 X 线衰减系数转换为相应的灰度值,通过图像显示器输出就得到所成像层面的图像,这样此层面内诸解剖结构就可清晰地显示出来。

二、CT 的基本结构

虽然目前 CT 设备经过 40 多年的发展,出现多种设备类型,但是 CT 的主要结构组成从功能上依然分为以下四部分:扫描部分、计算机系统、操作控制部分以及图像的存储与显示系统。

1. 扫描部分,其中包括 X 线发生系统、准直器、检测系统、扫描架及检查床等。

(1) X 线发生系统:此部分的基本功能是提供成像所需的稳定 X 线束,包括 X 线球管、高压发生器和冷却系统等。CT 机的 X 线球管,一般采用旋转阳极球管,球管焦点较小,为 $0.6 \sim 2$ mm 大小。球管的热容量均较大,最新的可达 8MHU(HU,Heat Unit),以适应连续大范围扫描的需要。为保证 CT 机球管的正常工作,高端多层 CT 还配置了相应的球管冷却系统,球管冷却效率用 HU/min 表示。

(2) 准直器:准直器是一种辐射衰减物质,用以限制到达探测器组件的放射线角度分布,它的作用是调节 CT 扫描层厚、减少病人辐射剂量、减少进入探测器的散射线。CT 机的准直器有两套,一套是 X 线管端的准直器,也叫前准直器,它的作用是控制 X 线在人体长轴平行方向宽度,从而控制扫描层厚;另一套是探测器端的准直器,也叫后准直器,它的作用是控制辐射剂量。

(3) 检测系统:包括位于扫描架内的探测器、检测回路和模拟数字转换器等,其主要任务是检测人体对 X 线的吸收量。

探测器是 CT 扫描系统中的一个重要组件,其由性能完全相同的探测器单元排列而成,每个探测器对应着一束窄的 X 线。探测器分为气体和固体两类。较早期的 CT 设备多使用气体探测器,采用气体电离的原理,当 X 线使气体产生电离时测量所产生电流的大小来反映 X 线强度的大小,常用气体为氙气。固体探测器当接收 X 线能量时可将其转换电信号,进行光电换能,但是早期的探测器在能量转换时损失较大,而目前使用较多的稀土陶瓷探测器的光电转换效率则较高,宝石探测器也已经开发并应用于临床,其优点是对 X 线响应速度快、光电转化率高、硬度高,可降低辐射损伤。

探测器、CT 球管及准直器等都位于扫描架内,共同构成了 X 线发生－检测系统,扫描过程中 X 线或间断脉冲式,或连续发射;探测器不断检测 X 线吸收量,然后将所采集的数据经过模拟－数字转换输入计算机系统。

2. 计算机系统的主要任务有两方面：一是扫描的控制，包括扫描架和检查床的运动、X线的产生、数据的采集及各部件之间的信息交换等；二是承担数字处理和图像重建的任务，即将采集的数据经过数学计算得到相应层面的数字矩阵。

CT 设备的计算机系统由于任务量较大，常采用多台计算机并行处理的方式，以提高采集和处理速度，按照所负担的任务分为主计算机和图像处理计算机两部分。图像处理计算机与主计算机相连接，负责处理多组数据，本身不能独立工作。

3. 操作控制部分主要是操作台，通过操作台输入整个 CT 操作或控制命令，进行扫描程序，扫描曝光条件的设定与选择，控制 X 线发生 – 检测系统的工作。同时在检查前通过此部分输入有关图像识别的多种数据和资料（包括病人检查号、病人基本资料、体位等），检查后还要控制图像的显示以及窗宽、窗位的选择等。

随着 CT 设备的不断改进和提高，操作台的性能也日趋完善，目前的操作台已集操控和显示于一体，使用方便、功能全。为了提高工作效率，常配备与 CT 相连的 CT 诊断和后处理工作站，以方便图像的浏览和后处理。

4. 图像的存储与显示系统，图像的存储设备包括磁盘、磁带等。扫描的原始数据最初存储在 CT 设备的缓冲区，待扫描完成，原始数据经过相应处理后所得的图像数据则存入 CT 磁盘的图像存储区。磁盘的容量随机器种类而不同。为了方便病人检查数据的存储，CT 设备常还需要另外的接口，可以将数据读取到外源的存储器，如高密度磁带或磁盘，这些外源的存储设备可大量记录图像数据。近年来，磁光盘应用也逐渐增加，其存储量较大，检索更为方便。

CT 机本身多采用显示器，早期为灰度等阶较高的黑白显示器，灰阶的显示可达 16～64级，现由于后处理技术的发展和需要，多采用彩色显示器。检查结果目前仍需用照相机以胶片的形式输出图像给病人，多采用激光照相机与 CT 设备相连输出胶片。目前，随着影像设备数字化的进展，国内已有不少医院开始为病人刻录光盘，提供 DICOM 格式的图像，此种形式的图像不仅可以有常规的横断面图像，而且可以包括彩色与立体的图像信息，在导入相应后处理工作站后可进行重复测量，进行图像后处理。

第二节 CT 机的发展

一、CT 的发明

CT 的研制始于 20 世纪 60 年代 ，Allan Cormack 在一家医院负责放射治疗监督，提出如果知道人类不同组织的特定 X 线衰减值,这对治疗和诊断会大有帮助,1963 年发表了关于这方面课题论文;1967 年,Allan Cormack 完成 CT 图像重建相关数学问题。Hounsfield 开始了模式识别的研究工作,重建出一幅人体横断面图像。

CT 的优势如下。

● 横断面图像

CT 通过准直器可得到无层面外组织结构干扰的横断位图像;还可以通过计算机软件的处理重组,获得诊断所需的各平面图像。

● 密度分辨率高

与普通 X 线检查相比,CT 密度分辨率更高,是因为:①CT 的 X 线束透过物体到达检测器经过严格准直,散射线少;②CT 机采用了高灵敏度、高效率的接收器;③CT 利用计算机软件对灰阶的控制,可根据人眼视觉的观察范围来调节。

● 可做定量分析

借助 CT 值就能够准确测量各组织 X 线吸收衰减值,通过计算机各种计算,可做定量分析。

● 可做各种功能性图像后处理

借助计算机和图像处理软件,对病灶形态、结构及大小进行分析,可得到高质量三维图像和多平面图像

CT 缺点如下。

1. 极限空间分辨率仍未超过普通 X 线检查,中高档 CT 机极限空间分辨率 10LP/cm,高档 CT 机极限空间分辨率 14LP/cm 或以上,普通 X 线屏片摄影分辨率可达 7~10LP/cm,无屏单面药膜摄影,其分辨率可达 30LP/cm。

2. 空腔脏器,如胃肠道腔内病变不如内腔镜检查,胆囊、泌尿系阴性结石不如超声检查;血管 CTA、冠脉 CTA 在显示小血管分支上不如 DSA 血管造影。

3. CT 图像基本上只反映解剖方面情况,对于脏器功能及生化方面情况还有待于进一步研究。

二、CT 的发展

CT 的发明和应用的过程分为两个阶段,即非螺旋和螺旋阶段。第一代 CT 机为旋转 - 平移扫描方式,只限于颅脑扫描检查,由一个球管和一个探测器组成,其缺点是射线利用率很低、扫描时间长。

第二代 CT 机也是为旋转—平移扫描方式,只是在第 1 代扫描机的基础上,在 1 个扇形角度内安放 30 个探测器代替 1 个探测器。扫描时间缩短到 20~90 秒,每次机架平移以后

的旋转角不再是1°那样小的角度,而是转过与包括探测器阵列的X线扇形顶角一样大的角度,优点是加大了矩阵和提高了采样精确性,改善图像质量。

第三代CT机有一种完全新型的结构。平移运动已经被取消,改为旋转。球管顺时针旋转、逆时针旋转,探测器安装的扇形角度已扩大到全身横面,并将300~1000个探测器依次排列在一个扇形区域内,X射线束30°~45°。第三代CT扫描机旋转速度也得到了提高,旋转1周1.9~5 s,由于其旋转速度快,被检者可屏住呼吸,使体内器官位置相对固定,因而几乎很少引起运动伪影。

第四代CT机是探测器静止,X线球管环绕机架的旋转,射线束达X射线束50°~90°,扫描速度可达1~5 s,探测器达600~1500个,全部分布在360°圆周上,扫描时探测器不运动,球管360°运动

第五代CT机又称电子束CT.又称超高速CT机,电子枪代替球管,它是由一个电子束球管,一组864个固定探测器和一个采样、整理、数据显示计算机系统构成;扫描方式是X线管和探测器都是静止的,扫描时间30~100ms。

三、CT可分为以下类型

● 非螺旋层面采集CT

自从Housfield发明头颅CT机以来,CT大致经历了几次大的发展和飞跃。20世纪70年代到80年代,是非螺旋CT时代,CT技术的发展主要在于扫描部位的延伸,从单一的头部检查拓展到体部检查,目前层面采集方式的CT机已退出主流。

● 单层螺旋CT

20世纪80年代到90年代,是单层螺旋CT时代,滑环CT技术使横断CT演变为可以连续扫描的螺旋CT,并且突破了亚秒扫描能力;螺旋CT采集方式发展的基础是滑环技术的开发与应用。单层螺旋CT的设计是在扫描架内置一个环形滑轨即滑环,X线球管可以从滑环上得到电源(早期为高压电源,现已发展为低压电源),这样X线球管就能够摆脱传统的电缆,在滑轨上连续绕病人旋转和不断发射X线束。探测器仍采用层面采集CT的设计模式,在滑环上与X线管同步连续旋转;检查床不再是静止不动,而是在整个信息采集过程中做匀速的纵向移动,X线球管在滑环上连续旋转时,这样,X线束在人体上的扫描轨迹不再是垂直于身体长轴的平面,而是连续的螺旋状,被检者可屏住呼吸,使体内器官位置相对固定,因而几乎很少引起运动伪影。此即为螺旋扫描方式。

第一台临床实用的螺旋CT设备在1989年问世,大大提高了扫描速度,而且在设备的硬件(如X线管的热容量)、病人检查的方式、重建理论等方面引发了一次新的突破性发展。螺旋CT的出现具有重大的意义:①扫描层面之间连续,可连续快速螺旋扫描,大大提高了扫

描速度,每层采集时间可减少到0.75~1.5s;②在层面采集CT检查过程中,由于是逐次屏气扫描,体部如肝、胆、胰、脾的微小病变很容易在不同屏气时被遗漏,螺旋CT连续扫描可防止体部微小病变的遗漏;③螺旋CT的扫描和重建方式有利于数据进行三维后处理,为CT后处理技术的发展打下了基础。

较早开发的螺旋CT设备是以螺旋状扫描轨迹逐层地采集信息,和以后发展的设备对比,也称为单层螺旋CT。

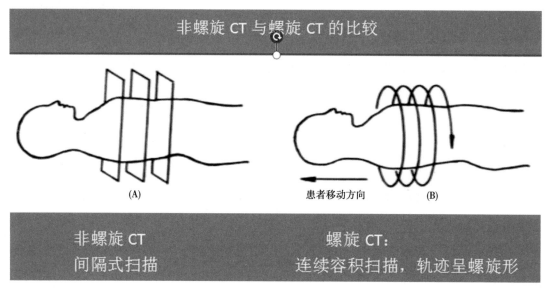

图1-1 扫描类型

● 多层螺旋CT

1999年,GE、Siemens、Marconi和Toshiba四家医疗设备公司同时推出了新一代的CT设计,此次CT技术的进步是将X线束由扇形改为锥形束,增大z轴方向上X线的量;探测器也增大在z轴方向上的排列数目,GE医疗系统用了16排1.25mm的等宽(z轴方向)探测器,机架旋转一周最大覆盖范围为20mm,Marconi与Siemens医疗系统使用的是8排探测器,Toshiba公司采用了34排,但是数据通道只用了4个,所以,机架每旋转一周可得到4幅图像,称多排螺旋CT。4层螺旋扫描方式大大提高了信息的采集速度,每4层的采集时间可降低到0.5s。2000年后,在4层螺旋CT基础上,又先后出现了8层、16层、64层及更多层数的多层螺旋CT。这样,CT扫描的效率又得到了更大的提高,单位时间内可扫描更大的解剖范围。16层螺旋CT基本采用24排探测器,数据采集系统采集通道有16个;在64层螺旋CT中一般采用的是40排探测器。

随着扫描速度的提高,多层螺旋CT对硬件的要求也相应提高。常规机械式传动装置已不适用,扫描构件在滑环上的快速旋转中引入了磁浮技术。此外,连续大范围扫描对于CT

球管的热容量也提出了更高的要求;短时间内处理几倍的数据量,对计算机的运算能力也有更高的要求。

由于多层螺旋 CT 技术的出现,CT 的时间分辨力有了较大程度的提高,最新的多层螺旋 CT 时间分辨力可缩短至几十毫秒,能够用于心脏和冠状动脉的成像。多层螺旋 CT 的优势主要表现在:①时间分辨力得到提高,使原 CT 成像有困难的运动器官,如心脏和冠状动脉的成像成为可能;②由于设备能力的提高,可进行连续大范围扫描,如全身成像,并且可在扫描后针对不同部位进行不同层厚、不同重建与重组方式的显示;③对于腹部脏器,单次扫描时间明显缩短,这样可以进行精确的多期扫描,有利于病变的定性和发现微小病变。

四、CT 的发展现状

目前,高端 CT 的发展一直以拓宽探测器宽度和提高扫描速度为主旨,如 Aquilion One 640 高端 CT 的探测器达到 320 排,探测器宽度达到 16cm,最快转速 0.35s,在冠脉 CTA 中,一次旋转就能完成整个心脏图像采集。

Siemens 公司生产的双源 CT 在提高扫描速度和拓宽探测器宽度的同时,在机架中增加了一套高压发生器、球管、探测器和数据采集系统等,2 个球管之间相隔的距离为 90°,分别以管电压 80Kv/100kV 和 140kV 同时、同层扫描时,可同时获得低能和高能数据,实现双能源 CT 成像,获得同一组织在不同能量射线下所具有的不同 X 射线衰减特性,从而可区分不同的组织结构,鉴别病变性质等。一套扫描系统扫描野为 50cm,另一套扫描系统主要用于中心视野,扫描野为 26cm,两套 X 线发生器由一个一体化高压发生器控制,并可分别调节两套系统;当心脏成像、双能减影和全身大范围扫描时,可采用两个 X 线管同时工作,一般情况下,扫描用一组 X 线管探测器系统工作;在心脏成像时,两套系统同时运行,可减少一般扫描时间,提高时间分辨率,单扇区采集的时间分辨力达 75ms,基本实现了冠状动脉 CT 的临床常规应用。

GE 在 2008 年推出 DiscoveryCT750HD,2015 年又推出 256 排 16cm 宽的探测器的 Revolution CT,同时解决了宽与时间分辨率的问题,29ms 时间分辨率,0.28s 转速,扫描速度快,拥有 1 - Beat 心脏成像技术,病人无需屏气,即可完成心脏 CT 扫查;Revolution CT 兼具了能谱成像(GSI),可在 40~140KeV 范围内生成 101 种单能谱辐射,并形成两种基物质图像(水基图像和碘基图像),可对人体多种组织进行分析;基于 GSI 技术还可以对人体植入金属伪影进行有效去除。最后,Revolution CT 还兼具其他一些强大功能,如 CT 灌注、CT 静脉成像、全身血管联合成像等。

当前的高端 CT 已经解决了 CT 检查上的很多难点,能进行无创性心血管检查,解决了心率过快、心律失常等以往冠状动脉 CT 检查瓶颈问题,提高了老年人和重症监护病人检查成功率;低剂量 CT 检查适合冠状动脉的体检、筛查或冠心病病人的随访,以及儿科低剂量检查及肿瘤病人的随访检查。在儿科应用方面,高端 CT 解决了既往所需的镇静后才能检查的缺点,适合儿科先天性心脏病等各种检查需要。对于急诊检查病人,无论是胸痛三联征或是急诊外伤病人,高端 CT 能进行快速扫描与图像重组,适合急诊检查方便、快速的客观要求。在肿瘤学检查中,有剂量低、扫描快、分辨率高的优点,有利于肿瘤的早期发现与诊断。在功能学检查方面,大范围的动态覆盖范围,为开展全脏器灌注等功能学检查奠定硬件基础。

第三节　CT 的扫描参数和基本概念

一、准直器宽度

从 X 线球管发射出的 X 线束有不同能量的射线,需要进行准值,以减少不必要的辐射剂量,减少被检者的 X 线辐射剂量,改进 CT 图像的质量,同时还保护探测器不受到散射。根据不同的设备类型,准直器有多种不同的结构设计。

CT 有两套准直器,一套是 X 线管端的准直器,又叫做前准直器,减少焦点半影现象;另一套是探测器端的准直器,又叫后准直器,它的狭缝分别对准每一个探测器,使探测器只接受垂直于探测器方向的射线,尽量减少来自其他方向的散射产生的干扰,主要是控制扫描准直层厚,减少射线对图像质量的影响。有的 CT 机中没有安装后准直器,究其原因是认为 X 线球管的焦点足够小。

前准直器由两部分组成:第一部分是固定的准直器,保证 X 线束在横断面上呈扇形形状;第二部分是可调节的准直器,可在纵轴方向上变化不同的准值,获得所需的 X 线束厚度,此 X 线束厚度就是临床应用中经常提到的准直器宽度。

单层螺旋 CT,准直器决定层面厚度;多层螺旋 CT,准直器不能直接决定层面厚度,而是限制扫描区范围,层厚的调节依靠 z 轴方向上各排探测器的不同组合。

二、床速和螺距

在螺旋扫描方式中,CT 扫描床移动速度是一项密切关系图像质量、辐射剂量、扫描时间和覆盖范围的重要参数,有两个基本概念,即螺距和重建增量。螺距是螺旋 CT 扫描方式特有的,与图像质量相关的参数,

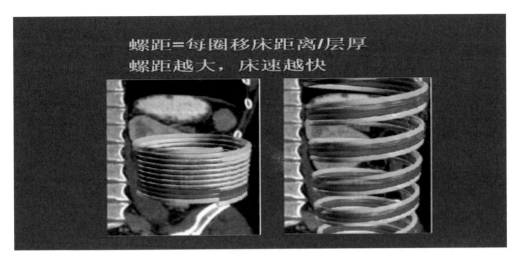

图1-2 螺距

螺距:单层螺旋螺距的定义是扫描机架旋转一周检查床运行的距离与射线束准直宽的比值。螺距是一个无量纲,螺距的定义由下式表示:螺距(P) = 扫描旋转架旋转一周床运动的距离,单位为 mm。螺距指数 = 床推进距离/层厚,床推进距离和层厚一致时,螺距为1;床推进距离大于层厚,螺距大于1,螺距大于1,采集数据量少,图像质量较差。当床速与准直器宽度相等时,螺距为1。当床速小于准直器宽度时,螺距小于1,扫描数据会有部分重叠。螺距越小,重叠的部分越多。螺距对于多层螺旋 CT 图像质量的影响要比单层螺旋 CT 小,但其与图像质量、伪影、辐射剂量之间的关系更为复杂。螺距的最佳选择取决于探测器的设置和 CT 投影数据的内插算发模式。一些厂家推荐在多层螺旋 CT 中使用一组固定大小的螺距值,而一些厂家则建议可任意选择不同的螺距值。总之,采用较高的螺距时,由于层面形态增宽可致 z 轴分辨力下降。采用较低的螺距时,可改善 z 轴分辨力,但是要维持相同的信噪比则会产生更高的辐射剂量。在特定临床条件下,进行扫描参数的螺距值设定时,应当认真考虑图像质量与辐射剂量之间的平衡。

实际临床应用中,多层螺旋 CT 和单层螺旋 CT 选择螺距值范围为 1~2,但在心脏 CT 中常需要低螺距的重叠扫描,以保证获得足够的连续采样扫描数据。此外,低螺距值扫描能更有效地减少多层螺旋 CT 的相关伪影,这在多平面重组和 3D 图像中更为明显。

重建增量定义:由于螺旋 CT 采集的数据是连续的,可以在扫描区间任意位置重建图像,通过不同的重建增量,可确定相邻被重建图像的间隔或层面重叠程度,重建增量与被重建图像质量有关,重叠重建可减少部分容积效应和改进 3D 后处理的图像质量。

三、管电压和电流

选择 CT 的扫描参数对于优化辐射剂量和图像质量是至关重要的,在管电流保持恒定而降低管电压时,或者管电压恒定而降低管电流时,会减低 X 线球管的输出量和病人接受的辐射剂量。但是,不恰当地降低管电压可导致组织的 CT 值和噪声明显增加。对于大多数 CT 设备,只能进行几个管电压值的选择。成人的常规体部 CT 采用 120 ~ 140kV 的管电压;对于儿童,绝大多数采用 80kV 的管电压进行扫描,以降低辐射剂量。

在选择管电压值的过程中,需考虑的因素还有碘,例如,CT 血管成像中所使用的碘对比剂,当选择 80kV 时可导致 CT 值升高,这是由于此时光量子的能量(约为 kV 能量的 50%)接近于碘原子的 K 边缘值(即 33.2keV)。这样,120kV 时对比增强 250Hu 的对比剂浓度,在 80kV 时可产生 400Hu 的对比增强。然而在实际应用中,即使采用目前最大的 X 线管电流,80kV 在肥胖病人或诸如成人腹部和盆腔等较厚身体部位的扫描中还是不够的。此外,较低能量的光量子的 X 线吸收更高,可能会造成更多的有效辐射剂量。

与管电压相比,管电流的选择更加灵活,常见的为 30 ~ 800mA。与管电压相比,调节管电流的实际优点是它对图像质量的影响更为直接。因此,控制管电流或旋转时间是一种比管电压更常见和实用的减少辐射剂量的方法。例如,低剂量肺部结节普查的参数可以采用 30mAs、100kV,而常规临床检查的参数为 120mAs、120kV。

在单层螺旋 CT 中,更高的螺距会导致层厚增大,这样当管电流恒定时,每个层面的噪声保持不变;在多层螺旋 CT 中,增加螺距不一定会造成层厚增加。当层厚不变时,如管电流恒定,增大螺距可降低辐射剂量并增加图像噪声。为了使噪声水平保持不变,提高螺距时必须增大管电流。

四、重建

原始扫描数据经计算机采用特定的算法处理,最后得到能用于诊断的一幅横断面图像,该处理方法或过程称为重建。

重建间隔,或称为间隔层、层间距、重建增量,是螺旋 CT 扫描方式的专用术语。重建间隔的定义:被重建的相邻图像长轴方向的距离。通过采用不同的间隔,可确定螺旋扫描被重建图像层面的重叠程度,如重建间隔小于层厚即为重叠重建。重叠重建可减少部分容积效应和改善 3D 后处理的图像质量。在投影重建过程中可以采用多种不同的滤过模式。滤过是通过卷积核(或重建算法)来进行的,它可以牺牲图像的锐利度来降低背景噪声。

当进行更多细节的显示时,采用高分辨力的重建方式或算法,如骨算法或肺算法,可产生更高的空间分辨力,但图像噪声会增加;低分辨力的重建方式,如软组织或平滑算法,可降低图像噪声,但空间分辨力也会降低。重建技术用于使用原始数据经重建数学运算得到的横断面影像,可改变图像的矩阵、视野,进行图像再次重建处理。另外,还可根据所选滤波函数,改变算法,再次重建图像。比如内耳骨算法扫描后,还可改变为软组织算法再次重建图像,提高组织间的密度分辨力,使图像更细致、柔和。一次扫描能获得不同算法的数套影像,用不同窗值来观察,可根据诊断目的和要求,不同组织选择不同算法,以 GE 公司 CT 机为例,重建算法有 standard、soft、bone、bone plus、lung、detail 等。如在胸部 CT 扫描后,软组织用 standaard 和肺窗用 lung 算法重建,内耳机乳突采用 bone plus 算法重建。

五、层面和螺旋扫描方式

随着螺旋和多层螺旋 CT 技术的进展,螺旋扫描已成为标准的 CT 扫描方式。层面扫描方式仍然有一些临床应用,如对比剂的团注监控、CT 灌注、介入应用和心电门控的冠状动脉钙化等 CT 检查,上述检查或者在同一位置反复进行扫描,或者在不同的 CT 扫描位置间采集图像有一个延迟时间间隔。

层面扫描方式中所采集的图像数目,取决于开通的探测器层数(或通道数)。在图像重建过程中,联合处理邻近层面探测器的信号,可以减少每次扫描的图像数量,同时增加图像的层厚。例如,对于 $16 \times 0.5mm$ 的扫描方式,可提供 16 幅 0.5mm 层厚的图像,8 幅 1.0mm 层厚的图像,或 2 幅 4.0mm 层厚的图像。在螺旋扫描方式中,也要根据具体的应用情况处理好图像数目与层厚之间的平衡。

六、噪声

噪声是一均匀物质扫描图像中各点之间 CT 值的上下波动,也可以解释为是图像矩阵中像素值的标准偏差。噪声水平是对比度或 CT 值的百分比,在实际使用中,通常是以一划定大小的兴趣区来表示,平均值和标准偏差(SD)在图像一侧显示。

噪声水平是指 CT 值总数的百分比,如 ±1000CT 值的标准偏差是 3,那么噪声即是 $3/1000 \times 100 = 0.3\%$,即 3 个单位的噪声,相当于 0.3% 的噪声水平,噪声可以用水模扫描并通过水模中兴趣区的计算获得,兴趣区中的信号的标准偏差即为像素噪声。螺旋扫描噪声与射线束的强度、射线的质量(能谱)、射线束的宽度和矩阵大小有关。由于螺旋 CT 扫描是采用线性内插法重建图像,所以图像噪声应该与所选的内插方法有关。360°线性内插法重建的图像噪声较低,而 180°线性内插法重建的图像则分辨率较高。不考虑 Z 轴方向对横断面所产生的影响,那么螺旋 CT 扫描图像噪声与原始投影的噪声值成正比,并不受扇形角大小影响。同样,螺旋 CT 扫描图像噪声大小与重建滤过方阵的大小也成正比。噪声大小的变化对于临床应用,诸如病灶的显示,体积的测量和图像的还原性相当重要。

影响噪声的因素:①射线剂量越大或光子数越多,噪声越小。射线强度和光子数与剂量、毫安秒密切相关,剂量的产生是与球管电流和扫描时间有关,毫安秒增加,剂量同比例增加,所以,剂量增加,噪声减少或剂量降低噪声增加;②物体越大,噪声越大,尽可能采用较厚的扫描层厚,相应降低噪声;③增加扫描层厚,降低噪声,但空间分辨率下降;④滤波函数,采用不同算法可同时影响噪声和分辨率,如高分辨算法,可使分辨率增加,但噪声增加;⑤窗宽和窗位,使用窄窗宽,图像对比度和噪声都会增加;⑥其他如矩阵大小、散射线和探测器噪声等。

七、体素与像素

1. 像素,又称像元,是构成 CT 图像最小的二维平面单位,它与体素相对应,体素的大小在 CT 图像上的表现,即为像素。

像素尺寸(d) = 扫描野/矩阵尺寸

2. 体素,是体积单位,能被 CT 扫描的最小体积单位,CT 采集信息尽管是三维信息,但最终图像显示是二维,它包含的三维实际是层厚,若层厚增加,则三维信息也增加。

体素 = 像素 × 深度

八、密度分辨率

又称低对比度分辨率,是在低对比度情况下,分辨物体微小差别的能力;CT 与 X 线摄影相比,它的密度分辨率有大幅度提高。其原因:①CT 的 X 线束透过物体到达检测器经过严格准直,散射线少;②CT 采用计算机软件对灰阶的控制,可根据诊断需要,随意调节适合人眼视觉的观察范围,一般情况下,CT 密度分辨率要比 X 线高出 20 倍。

影响因素:取决于 X 线束能量分布,其中噪声是主要影响因素。

1. 光通量:曝光条件越高,X 线光子数越多,其中 mA 与时间增加 X 线光子数量,Kv 增加物体对比度,也受被扫描物体的厚度、密度和原子序数的影响。

2. 扫描层厚:增加层厚,光子数增加,密度分辨率提高,反之则降低。

3. 中间算法:将高分辨率重建算法改为软组织平滑算法,也可减少噪声,使图像密度分辨率提高。

4. 螺距:螺距增加,密度分辨率下降。

九、空间分辨率

又称高对比度分辨率,是在高对比度情况下,区分相邻最小物体的能力,分平面分辨率(x-y)和纵向分辨率(z 轴)。

影响空间分辨率因素:CT 机的固有分辨率主要取决于探测器孔隙的宽度,其次是 X 线管焦点的尺寸、被检者与探测器的相对位置等。

1. 射线束的宽度:较宽的射线束,其扫描成像图像相对比较模糊,受球管焦点大小影响,焦点越大射线束越宽;与焦点—物体和物体—探测器距离有关,距离越大射线束越宽;探测器孔径大小也有关。

2.扫描层厚:层厚越薄空间分辨率越高,密度分辨率越低。

十、时间分辨率

由于多层 CT 应用及冠脉 CTA 技术成熟,时间分辨率在 CT 成像中显得越来越重要,与空间分辨率和密度分辨率成为决定 CT 成像性能三大因素。

时间分辨率是指获取扫描图像数据所采集的时间,即扫描机架旋转一周所需时间,时间越短,时间分辨率越高。其是研究人体活动器官功能的,即人体器官在不同时刻的活动状况。但在 CT 增强扫描时,人体注射对比剂后,对比剂随血流在人体器官内灌注,也会有时间差异,如果在不同时间内对某一组织的某些层面连续扫描,则可得到器官随时间改变的灌注图像,这就是 CT 图像的时间分辨率的表现形式。

CT 扫描时间的缩短,除了可以提高机架的转速外,还可以采用增加机架内球管数量、扩大覆盖范围的方法获得。如双源 CT,有 2 个球管覆盖范围而缩短了一周数据采集时间,结果使 CT 成像所需数据获取时间减少一半。

在与时间分辨率关系密切的成像方式冠脉 CTA 中,CT 成像还可以采用部分扫描数据重建图像的方法,即采用单扇区、双扇区和 4 扇区方式的 180°加扇形角扫描数据重建图像,同样也可以相应提高时间分辨率。随着心脏 CT 技术发展,时间分辨率赋予了新的含义。心脏扫描中,并非所有 360°数据都用于重建,而是根据同步 ECG 波形,选择一定心动周期重建函数,时间分辨率指分布在 ECG 波形相对位置上,用于图像数据起点到终点的时间宽度。心电门控重建原理中,在机架旋转速度不变的前提下,可以采用螺旋扫描多个心动周期中同一时相获取数据重叠重建而获得图像,时间分辨率就成了可变值。

时间分辨率包括两个参数:扫描时间及扫描效率。扫描时间越短越好,这有利于减少病人移动或不自主活动造成的伪影。与扫描时间有关的因素:X 线输出量、X 线使用效率、X 线的探测效率及快速扫描功能。扫描效率指单位时间内可以扫描的数目。与扫描效率相关的因素:扫描时间、球管阳极热容量、连续扫描功能及进床速度。双源 CT 心脏冠状动脉门控扫描时,时间分辨率可以达到 75ms。

时间分辨率的影响因素

●旋转时间:机架旋转时间(旋转一周,360°)是时间分辨率的基础,目前最快机架旋转时间已达 0.25 秒,但仍不能完全满足冠脉 CTA 成像的要求。由于机架旋转速度的提高受离心力的影响,故在冠脉 CTA 中采用了其他一些方法来提高时间分辨率。

●射线覆盖:在相同机架旋转时间内,增加辐射覆盖范围,也可提高时间分辨率。与单球管 CT 相比,双球管可提高一倍时间。

●采集方式:为了提高时间分辨率,在冠脉 CTA 成像中采用了单扇区和多扇区图像采集方式。单扇区采集重建的基本要求是采集 180°加上一个扇形角的扫描数据(扇形角 30 ~ 60°),如机架旋转一周的时间为 500 毫秒,半周的时间是 250 毫秒,则 180°加扇形角的时间分辨率是 260 ~ 280 毫秒。为了进一步提高时间分辨率,有时在冠脉 CTA 可采用多扇区的重建方式。多扇区的时间分辨率计算方法是:时间分辨率(TR) = Tr/2M。式中,Tr 是机架旋转时间(秒);M 是扇区数。如机架旋转时间 400 毫秒,扇区数为 4,则时间分辨率为 400/8 = 50 毫秒。

●螺距:螺距的设置也间接影响了时间分辨率。单扇区冠脉成像的螺距设置主要受病人心率的影响。

十一、纵向分辨率

纵向分辨率(z 轴分辨率)定义:扫描床移动方向或人体长轴方向分辨率,它表示了 CT 机多平面和三维成像能力,主要涉及与人体长轴方向的图像质量,如矢状位或冠状位图像重组。

十二、层厚

层厚的选择取决于具体的临床应用、定量检查和显示的要求。薄层图像可提供清晰的解剖细节,但数据量和阅读图像的时间会增加。此外,薄层图像较厚层图像需要更长的采集时间,图像噪声也更大。临床常规诊断应用的层厚为 5mm。对于 3D 显示、CT 血管成像或筛查肺小结节的图像,通常是以 1 ~ 2mm 的层厚进行采集。对于细微结构定量检测的一些临床应用(如冠状动脉的小斑块或颞骨结构),则需要更薄的层厚。

在单层螺旋 CT 中,所采集的扫描投影数据确定了固定的层厚。与此不同的是,在多层螺旋 CT 中,扫描架每次旋转期间所得到的螺旋数据可产生不同层厚的图像。然而,层厚不能低于采集期内所使用的探测器的宽度。例如,16 层螺旋 CT 采集 16 × 0.5mm 探测器设置的扫描方式可产生 0.5mm、1mm、1.5mm、2mm、3mm、4mm、5mm 等不同的层厚。采用较大层厚时,所重建的图像数目会减少,而每幅图像的噪声会降低。

在重建过程中采用较小的间隔形成部分重叠的图像,可以提高对容积数据的 3D 显示能力,有更好的图像质量。重叠重建的 CT 图像还可通过增加所浏览图像的数据,获得横过病灶中心的高对比图像,从而提高对小病灶的检出率,减少层厚还可减轻重组图像的阶梯伪影。

多层螺旋 CT 图像重建灵活性的提高,提高了其临床应用效率。例如,采用较窄的探测器进行胸部 CT 扫描,产生层厚较厚的图像用于进行浏览和诊断。如果需要薄层的图像以更好显示结节,可以很容易从投影数据中再次重建得到。同一扫描的投影数据也可重建薄层图像,进行 3D 显示和 CTA。通过将几个薄层的信息叠加产生较厚层的图像,此功能对于需要较窄探测器宽度来减轻部分容积效应的检查是很有帮助的。例如,头部检查中部分容积效应所致的黑线或低密度区,在采用较窄探测器宽度设置时可以明显减轻。

十三、图像伪影

伪影是由于设备或病人所造成的,不属于被扫描物体的影像而图像中显示出来的影像。伪影分为两大类:病人造成的的伪影和设备引起的伪影。

1. 线束硬化伪影、光子饥饿效应。

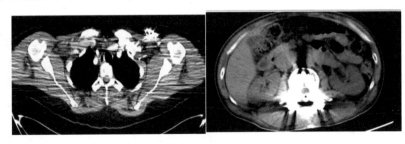

图 1 - 3　金属伪影

X 线束穿过骨性结构或其他高衰减结构后,X 线的平均能量增高,导致穿透能量变强,会在 X 线行进方向的高衰减结构后方出现条状低密度影。

光子饥饿效应同样发生在 X 线穿过高衰减结构尤其是金属物之后,由于到达探测器的光子数不足,导致的条纹状伪影。

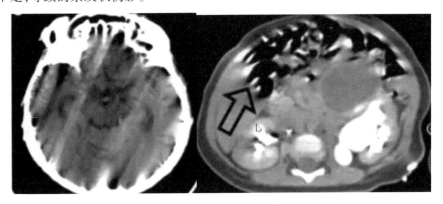

图 1 - 4　运动伪影(呼吸伪影)

2. 截断伪影。

Gantry 当被扫描的物体延伸到视野之外时,在位于视野边缘的组织会产生明亮的像素,称为截断伪影。尤其是对于 RT 设备来说,病人 + 体模 + 床板需要 Table。

改善方法:Gantry 选择合适的扫描视野 SFOV 并确保病人的身体完全位于扫描区域内,

Table。

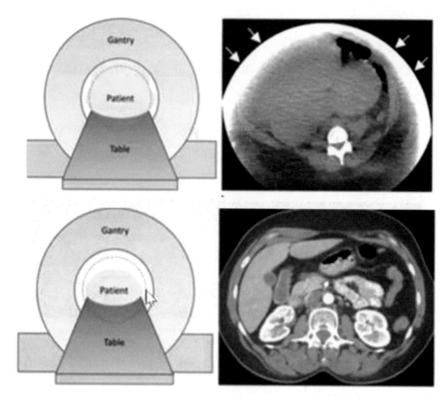

图 1 - 5　截断伪影

3. 锥形线束伪影

Z 轴方向探测器宽度的增加,光束将变为锥形而不是扇形。对于远离扫描仪中心轴的物体,这种宽圆锥体的光束发散可能会导致采样不足(以太少的角度收集数据)。这种基本的欠采样是锥形光束伪影的原因,它表现为物体的不规则变形。

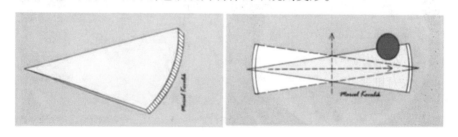

图 1 - 6　锥形伪影

改善方法:减小螺距。

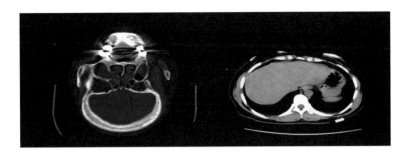

图1-7　金属伪影

4.病人身上携带金属物产生放射状伪影

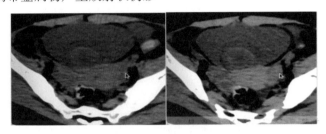

图1-8　同心圆伪影

5.探测器温度过低,探测器之间响应不一致,可造成同心圆伪影。

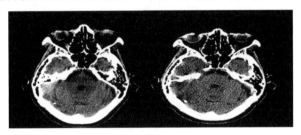

图1-9　容积效应伪影

6.部分容积效应伪影。

如在头颅横断面扫描颞部出现的条纹组昂伪影,这种现象与射线硬化作用有关。

改善方法:改善扫描条件。

7.长时间未对机器进行空气校正,造成探测器焦点漂移,形成图像伪影。

改善方法:定期进行空气校正,在校正时将扫描圈内任何物体移除,包括扫描床,否则旧的伪影未去除,又增添新的伪影。

第二章　CT 血管成像图像后处理方式

第一节　CT 血管成像图像后处理常用的处理方法

诊断疾病还是以横断面显示的图像为主,早期图像后处理是在二维横断面图像上运用放大、测量(CT 值、距离、面积和角度)等手段,从影像数据提取有用信息,从而改善病变的显示效果,提高了诊断准确率。随着 CT 技术的发展,扫描中得到的数据不再是某一个或某几个层面的图像,而是数百乃至上千个图像,CT 图像空间分辨率、时间分辨率和密度分辨率有明显提高,尤其是 CT 纵向(z 轴)空间分辨率提高,如何方便快捷地显示所得到的大量清晰数据,也需要 CT 后处理技术的发展为此大量信息提供帮助。

所谓后处理技术就是指在扫描数据获取后,利用计算机功能对所采集的一定范围的三维容积数据进行处理,改善图像质量或有目的地展示图像的方法。

一、二维显示方式

所谓二维就是指所显示图像内的各像素之间没有前后位置差别,都位于同一个显示平面内。我们可以通过不同的方向和层面位置的变化来判断三维体积内各器官与结构的空间位置关系。

● 多平面重建

多平面重建(MPR)是目前应用最广,也是最简单的后处理技术。在原始体数据中通过计算机找出观察所需位置和角度,所获观察面就是一个在原始体数据上截面。按照一定厚度将该截面附近与之平行的层面数据提取,再将其按照三维图像绘制显示方式显示。MPR将一组织器官横断面图像通过后处理事体素重新排列,获得同一组织器官的冠状位、矢状位或任意斜面二维图像处理方法,多平面重组可以弥补常规横断面显示的不足。MPR 适用于全身各个系统组织器官形态学显示,对判断病变性质、病变位置、病变范围大小、侵犯范围、毗邻关系、细小骨折、动脉夹层破口定位诊断有优势。

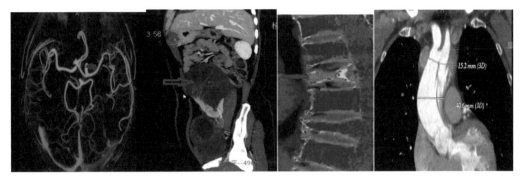

图 2 - 1 　大脑中动脉瘤　　囊腺瘤　　能谱 T7 压缩骨折　　动脉夹层破口

● 曲面重建

GE 公司的 CT 就是 curved,与多平面重建原理类似,都是对采集的三维容积进行二维方向截取,但两者有不同,曲面重建所截取的层面方向不再局限为固定的平面,可以根据感兴趣区解剖结构的具体走向而任意画线,而后将所画曲面内的像素显示于一幅平面图像内,可以任意角度旋转,从而获得该曲面的结构二维图像。

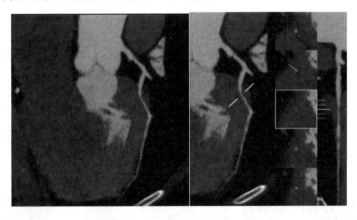

图 2 - 2 　　LAD 心肌桥

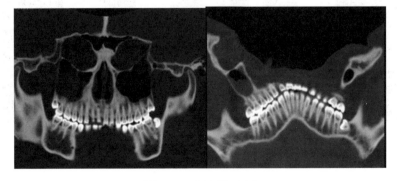

图 2 - 3 　CT 牙齿全景

●多平面容积重建

多平面容积重建依然是采用平面方式截取容积内扫描信息,但与多平面重建方式不同,多平面容积重建所截取的平面有较大的厚度,所截取的范围内具有较多结构,彼此相互重叠,所以此技术常必须配合采用最大或最小密度投影技术,这样可以消除部分容积效应,使此厚度范围内所有感兴趣的高密度或低密度结构在同一层面内清楚显示。

该方法可以选择性显示某范围区域内纤曲走行的高密度或低密度结构,如高密度血管或骨骼,低密度的气管;也可以显示一定厚度范围内走行的结构,并有利于观察其与周围结构的关系。

最大密度投影(MIP)

最大密度投影是取投影线上全部像素CT值的最大值,这种投影方法,对于高CT值的组织,如骨、增强后的血管、钙化显示效果很好,对于CT值相对较低的组织,显示较差。MIP的显示,可通过选择不同投影角度,对组织结构进行多方位观察,但高CT值的组织会遮挡低CT值的组织,对组织结构整体观察仍有一定局限性,区分血管壁钙化与充盈造影剂的血管腔是其特点。

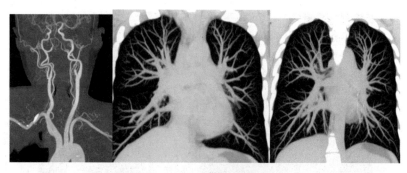

图2-4　最大密度投影(MIP)

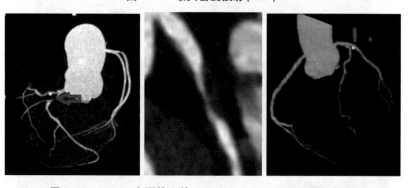

图2-5　　　　左冠软斑块　　　　　　　左冠钙化斑

最小密度投影(MinIP)

基本原理与最大密度投影相同,其采用的投影运算是将投影线上包含CT值全部像素点取最小值。最小密度投影常用于观察 CT 值较低的组织,如含气的肺气管,CT 值为 –1000,则可通过最小密度投影方式来观察气道和低密度肺组织,主要用于气道显示。

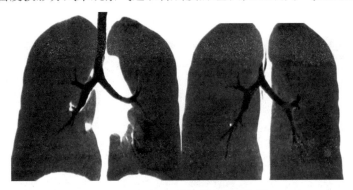

图 2 – 6　MinIP 肺部最小密度投影

平均密度投影(AIP)

其投影运算是取投影线上全部像素点 CT 值的平均值,该方法日常工作中使用较少。

二、三维显示方式

二维显示方式始终存在的问题是,要在一个平面内显示立体的三维空间结构,不同前后位置的空间关系必然会因重叠而受到限制。为了克服二维显示方式的不足,对容积的像素信息进行综合显示,出现了不同的三维后处理技术。

尽管各种三维处理方式的过程可能不同,图像特征有明显的差别,但是所有三维显示方式共同的原理与特点:在所显示的图像中,通过不同阈值的选择和透明度的处理,忽略部分不感兴趣的密度结构,只针对显示感兴趣的密度结构;假定投影光源从一定角度照射扫描容积,通过不同的亮度,阴影和颜色的变化来显示不同结构的空间位置关系,这样,所要观察的结构就可以在一幅图像中得到立体直观的显示。

三维显示方式的优势:图像立体直观性强,显示结构的空间位置关系一目了然,但也有明显缺点,处理过程相当烦琐,耗时长,阈值选择处理时要损失部分信息,人为参与因素过程相对较多,更容易受主观影响。

●表面遮盖技术

表面遮盖技术(SSD)是将容积扫描数据按数学模式进行计算处理,将超过预设的 CT 阈值的相邻像素连接而重建成不同明暗、颜色区别的图像,可显示复杂的、重叠结构的三维关系及相关结构的表面形态。表面遮盖技术显示的图像特点是高于所设阈值的结构都得到显示,低于阈值的结构完全不能显示,各结构之间没有透明度结构。

人体中骨骼或增强后的血管与周围组织结构有明显 CT 值差异,故表面遮盖技术常用于骨或血管结构的显示,可以根据需求,同时显示肿瘤的动脉期、门脉期和延时期各个血管情况,可以清楚观察其的表面形态,特别是肿瘤血管的异常结构。但因为数据处理时低于所设定阈值结构完全不能显示,这样在处理过程中就会损失较多信息,特别是小血管,临近稍低密度的结构也无法得到观察。

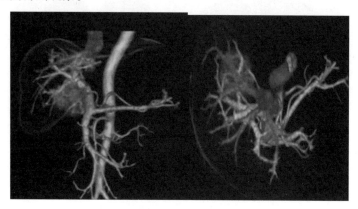

图2-6 显示肿瘤的门静脉、下腔静脉及腹主动脉

● 容积再现

容积再现比表面遮盖技术更加复杂,与表面遮盖技术不同的是在进行立体绘制的同时保留原始体数据的信息,可设定几个不同的阈值,分别用不同的颜色表示,而对于一定范围内低于或高于所设定阈值的结构,容积再现技术通过给予相应不同的透明度进行显示处理。此方法较表面遮盖技术在重建过程中损失数据少,低于所设定阈值一定范围内的结构也得到显示,可更好地显示较多解剖结构的空间关系,给予逼真三维感受。

容积再现图像不仅可显示血管三维立体结构,而且还可以显示血管与周围结构关系,目前临床应用比较多。

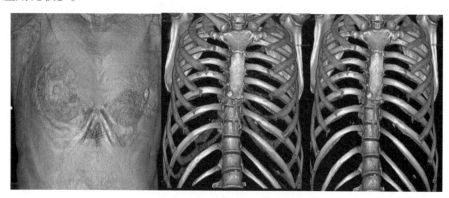

图2-7 不同阈值所能显示信息

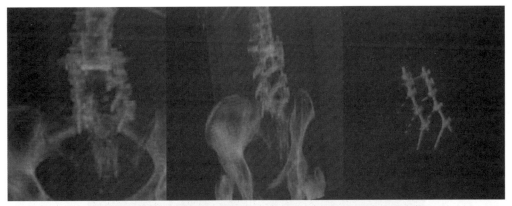

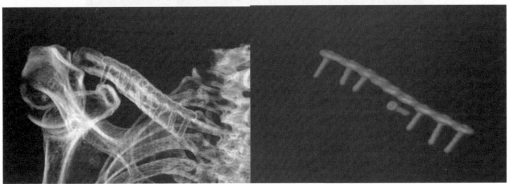

图 2-8　显示术后钢板信息

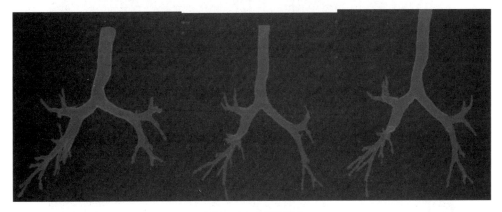

图 2-9　支气管树

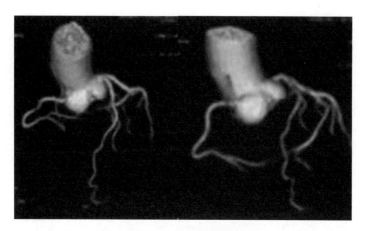

图 2 - 10　冠脉血管树

● 仿真内镜

仿真内镜能完整观察空腔脏器内部结构或空腔脏器病变与周边结构关系,但需观察是中空且具有对比度差异明显组织器官,如气道、肠道,也可以是充裕对比剂而具有密度差异明显组织器官,而其他后处理都不能显示内腔完整结构,只能提供脏器外观信息。仿真内镜可以任意角度、任意层面观察,对于选定一定路线的,还可以沿着路径进行电影方式观察。

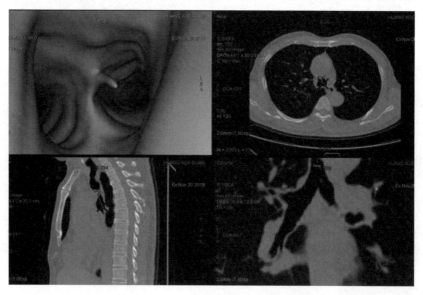

图 2 - 11　支气管内镜显示的路径

第二节　CT 血管成像图像后处理常规及技巧选择

一、图像后处理技巧选择

得到成功且完整血管成像原始数据链，这是至关重要的第一步，如何让诊断医生写出完整、全面而又客观详细的诊断报告，让临床医生能读懂诊断报告，看懂诊断图像来决定治疗方案是至关重要的第二步。不同部位的血管成像，所要展示后处理方式也不尽相同，各有侧重点。

●头颅动脉 CTA

一般包括最大密度投影，能显示整体血管有无硬斑块及软斑块，从局部显示病灶大小，整体上能显示病变血管的位置、形态及相邻区组织情况、各大主干血管及不同侧面显示；位置有局部显示病灶大小、形态；冠状位及三支血管矢状位；还包括容积再现，从局部能立体显示病灶大小、位置及相邻组织情况，从整体上显示责任血管及其他主干血管情况，能全面提供手术方案、手术路径所需全面信息；血管树能提供整个大脑血管情况及预知侧支循环建立情况，一般需要从不同方向、不同角度全面显示各个分支血管全貌。

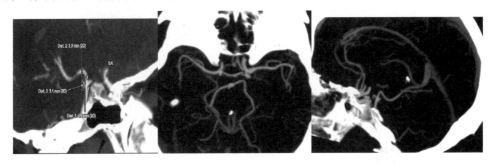

图 2 - 12　最大密度投影

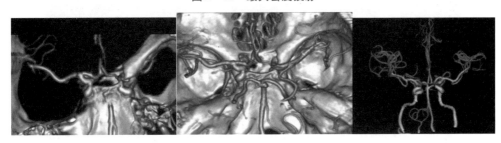

图 2 - 13　VR

●头颅静脉 CTV

头颅静脉 CTV,血管的碘浓度与动脉相比要低得多,图像后处理就不能用容积再现方法处理,只能用二维系列去展示。

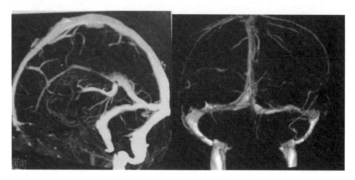

图 2 – 14　静脉 MIP

● 颈部至颅底 CTA

从主动脉发出的 2 支颈总动脉、2 支椎动脉及颅内动脉血管,按部位分为颈部动脉血管和颅脑动脉血管。颅脑动脉血管就头颅动脉 CTA 模式展示。容积再现技术 VR 能很好显示颈部及颅内血管从不同方向、不同位置、不同角度显示,一般以血管树形式显示。

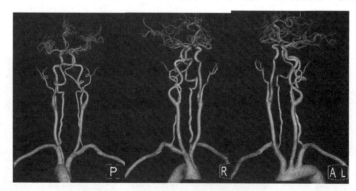

图 2 – 15　头、颈血管树

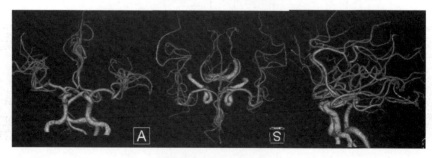

图 2 – 16　头颅血管树

最大密度投影能显示各个血管整体有无硬斑块及软斑块,从局部显示病灶大小,整体上能显示病变血管的位置、形态及范围。

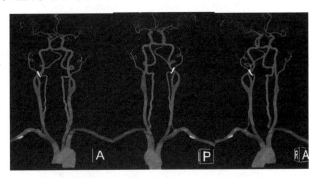

图 2 - 17　头颈血管最大密度投影

曲面重建与多平面重建原理类似,曲面重建所截取的层面方向不再局限为固定的平面,可以根据感兴趣区解剖结构的具体走向而任意画线,可以从 10°～360°图像中每隔 10°保存每根血管图,可以直观显示血管有无斑块,还能显示是硬斑块还是软斑块,造成血管狭窄程度,进行狭窄部位测量,真实显示狭窄程度。每根血管可显示曲面像和拉直像而后将所画曲面内的像素显示于一幅平面图像内,可任意角度旋转,从而获得该曲面的结构二维图像。

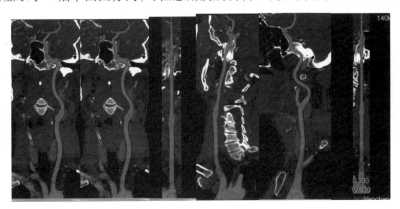

图 2 - 18　头颈血管曲面重建

●上腔静脉 CTV

上腔静脉有直接从肘静脉注药的,未经过体循环,做成像后处理硬化伪影很严重,会掩盖血管内病变组织,比如显示癌栓,效果不佳,对于狭窄的血管,显示效果好,可以容积再现 VR 去做后处理,效果良好;一般包括最大密度投影,硬化伪影很大,对于显示整体血管内的结构不佳,从局部显示病灶大小不佳,整体上能显示病变血管的位置、形态及相邻区组织情况、各大主干血管及不同侧面显示;可从冠矢状位及多斜位全方位不同角度显示整个上腔静脉血管情况。

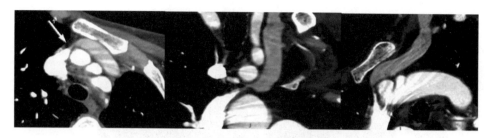

图2-19　直接注药最大密度投影图

还包括容积再现技术VR,碘浓度高,显示血管硬化程度高,对于血管狭窄程度显示,效果明显,相邻其他血管浓度显示更明显,可以从不同方向、不同侧面多角度全方位旋转显示。

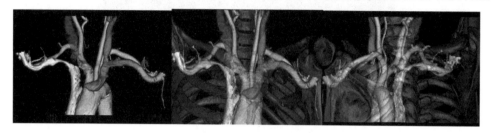

图2-20　直接注药VR图

选择通过体循环后的上腔静脉做成像后处理,更能准确显示病变血管,对于狭窄的血管也显示良好,但血管的碘的浓度下降很多,用容积再现VR去做后处理,显示效果不佳。

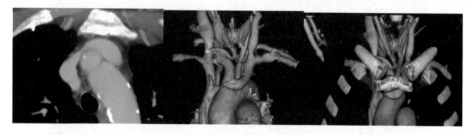

图2-21　体循环后

●肺动脉CTA

容积再现技术VR能很好显示左右肺动脉主干及各级细小分支,从不同方向、不同位置都能显示,图像数量12~20幅都可以。

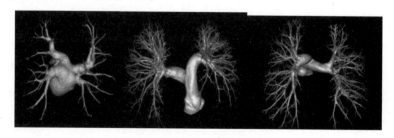

图2-22　肺动脉血管树VR图

最大密度投影 MIP,从冠、矢状位显示肺动脉主干及各级分支,在不同层厚从局部及整体全貌显示肺动脉血管情况,对有病变血管还可以从特殊角度显示局部和全貌血管情况。

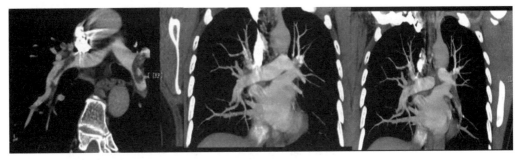

图 2-23　肺动脉 MIP 图

●胸腹部 CTA

胸腹部血管 CTA,血管碘浓度值比较高,容积再现技术 VR 图显示血管对比度、清晰度比较高,主干及分支血管都能清晰显示,从不同方向,如夹层,都可以清晰显示破口的位置,及破口位置大小,能清晰分辨出真腔和假腔位置。一般情况下,有骨骼相连的血管的 VR 图及血管树的 VR 图,方便医生进行手术路径选择。

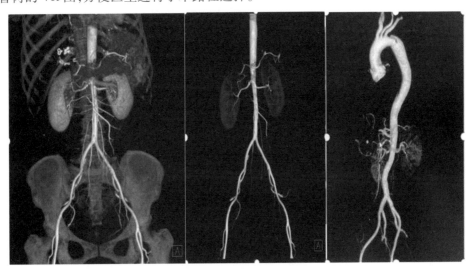

图 2-24　胸腹部 VR 图

通过多角度重建出多幅二维血管完整图像,用以判断血管的狭窄程度,使纤曲、缩短和重叠的血管伸展、拉直,展示在同一平面上,不受周围解剖结构的干扰;行任意角度旋转观察血管壁。该技术有助于显示血管结构,对于钙化的血管,曲面重组技术能够准确显示血管的钙化和狭窄程度,缺点是不能观察周围结构;可以从 10°～360°图像中每隔 10°保存左右腹主动脉图。多平面重建可以得出冠状面、矢状面或任意层面的图像,可以清楚显示夹层破口位置、大小。

最大密度投影(MIP)能整体显示钙化效果,对于胸腹部血管,只能分段显示各个段血管,尤其对于有病变血管。

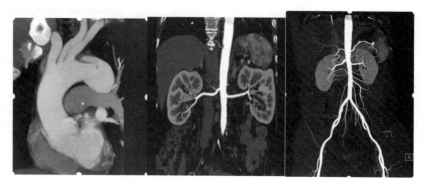

图2-25　二维组合图

●冠脉 CTA

冠脉 CTA 已列入冠状动脉病变筛查首选项目,就是因为能提供全面而又准确的冠脉血管影像信息,又是无创检查。后处理技巧包括以下几个要素。

容积再现技术 VR 图可能清楚显示冠脉血管不同分支、不同角度、不同位置三维图,有冠脉血管树,能清楚显示各个分支血管有无狭窄、变异,粗略观察有无血管钙化。

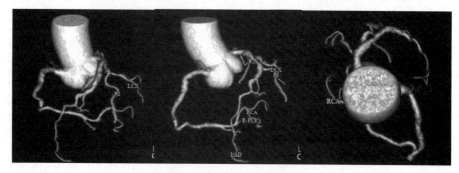

图2-26　血管树 VR 图

心脏冠脉血管三维 VR 图,能清楚直观显示各个不同冠脉血管开口位置、整体走行、有无狭窄、钙化及冠脉血管所在局部区域情况,也可清楚显示区域血管更细小分支情况。

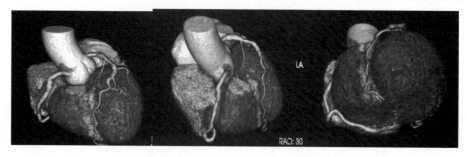

图2-27　心脏血管树 VR 图

最大密度投影 MIP,从不同方向、多角度、不同位置,清楚直观显示冠脉血管每根血管钙化斑块,能显示对血管堵塞造成血管狭窄程度。

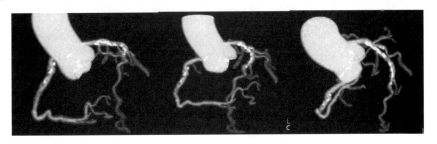

图 2-28　最大密度投影 MIP 图

曲面重建技术,可以从 10°～360°图像中每隔 10°保存每根血管图,可以直观显示血管有无斑块,还能显示是硬斑块还是软斑块,造成血管狭窄程度,可以进行狭窄部位测量,能真实显示狭窄程度,每根血管可显示曲面像和拉直像。

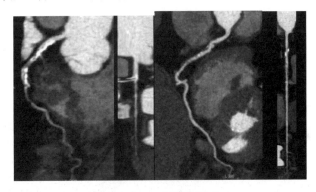

图 2-29　曲面重建图

●上腔静脉、门静脉 CTV

上腔静脉、门静脉血管碘剂都是通过体循环过来的,在静脉血管里碘的浓度值,相对于相应动脉血管是偏低的,在后处理中,对于容积再现技术 VR 图的效果不是很理想,CT 值不高,图像缺乏高对比,缺乏层次感,整体血管显示噪声高,有时缺乏完整性。不过在使用能谱 CT 扫描,用低 KeV(40－70KeV)重建数据做后处理,这些因素可以解决,图像效果理想。

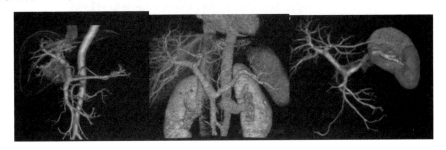

图 2-30　低 KeV 能量图

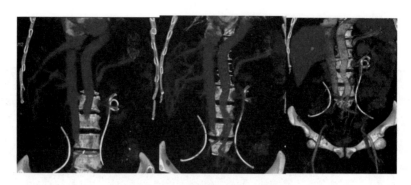

图 2 - 31   容积再现技术 VR

在没有能谱 CT,上腔静脉、门静脉 CTV 后处理主要有最大密度投影,能清楚提供相应动脉血管钙化情况,整体腹主动脉及各个分支动脉血管情况、门脉及下腔静脉血管情况。以及可用曲面重组技术,曲面重组技术,可以从 10°～360°图像中每隔 10°保存每根下肢血管图,可以直观显示血管有无斑块,还能显示是硬斑块还是软斑块,显示血管有无狭窄,可以进行狭窄部位测量,真实显示狭窄程度,每根血管可显示曲面像和拉直像,每根血管可显示曲面像和拉直像,从不同角度、不同位置显示血管图像。容积再现技术 VR 也能提供有价值,三维图像,能显示主干及分支血管情况。

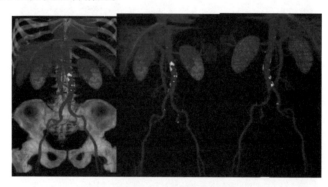

图 2 - 32   容积再现技术 VR

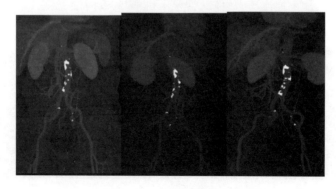

图 2 - 33   最大密度投影

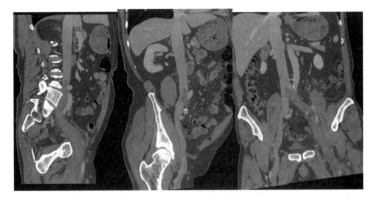

图 2 - 34　曲面重建下腔血管图

●上肢、下肢血管 CTA

上肢血管相对于下肢血管,血流速度比较快,碘浓度在相同流速、相同扫描时间、相同的剂量是不同的。一般情况下,上肢血管 CTA 碘浓度完全可以达到正常标准;容积再现技术 VR 图显示血管对比度、清晰度比较高,主干及分支血管都能清晰显示,可以从不同方向、不同角度全方位显示血管情况;可以对责任血管位置大小、范围、长度、直径及与相关组织情况进行清晰显示;还可以显示责任血管周边侧支循环建立情况,为责任血管治疗方案提供全面详细图像信息。

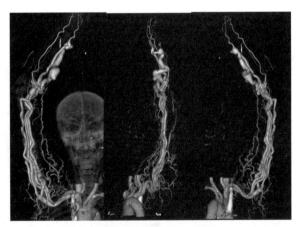

图 2 - 35　容积再现技术 VR

曲面重建技术可以从不同方位、不同角度全面整体和局部断面显示上肢血管情况,可以对责任血管病变位置、大小、范围、与相邻组织情况提供详细科学数据。

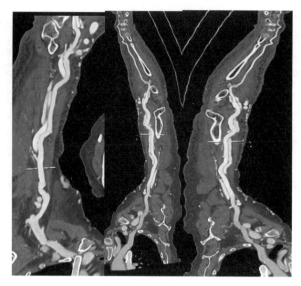

图 2 - 36　曲面重建上肢血管图

下肢血管在相同条件下碘浓度值达不到上肢血管效果,在 CT 扫描参数调整下,完全可以达到这个效果。容积再现技术 VR 图显示下肢血管对比度、清晰度比较高,主干及分支血管都能清晰显示,可以从不同方向、不同角度、不同位置全方位显示下肢血管情况;可以对责任血管位置大小、范围、长度、直径及与相关组织情况进行清晰显示;还可以显示责任血管周边侧支循环建立情况,为责任血管治疗方案提供全面详细图像信息。

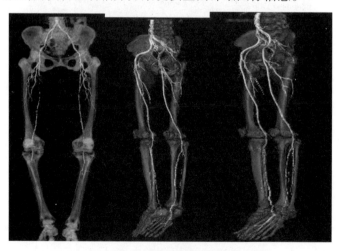

图 2 - 37　有骨骼的下肢血管容积再现技术 VR

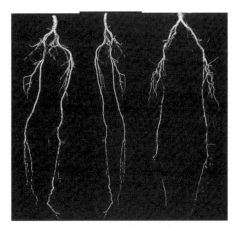

图2-38 下肢血管树 VR

最大密度投影 MIP 可以从不同位置、不同角度、不同方向显示下肢血管主干及分支有无钙化情况,有无硬斑块、软斑块及血管狭窄情况。

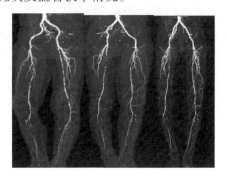

图2-39 下肢血管最大密度投影

曲面重建技术,可以从 10°～360°图像中每隔 10°保存每根下肢血管图,可以直观显示血管有无斑块,还能显示是硬斑块还是软斑块,显示血管有无狭窄,可以进行狭窄部位测量,真实显示狭窄程度,每根血管可显示曲面像和拉直像。

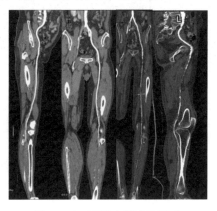

图2-40 下肢血管曲面重建

●上肢、下肢静脉血管 CTV

上肢静脉血管碘剂都是通过体循环过来的,在静脉血管里碘的浓度值,相对于相应动脉血管是偏低的,在后处理中,对于容积再现技术 VR 图的效果不是很理想,CT 值不高,图像缺乏高对比,缺乏层次感,整体血管显示噪声高,有时缺乏完整性。利用现在能谱 CT,可以弥补血管碘对比剂浓度,用 KeV45 千伏重建数据做后处理,容积再现技术 VR 图显示下肢血管对比度、清晰度比较高,主干及分支血管都能清晰显示,可以从不同方向、不同角度、不同位置全方位显示下肢血管情况;可以对责任血管位置大小、范围、长度、直径及与相关组织情况进行清晰显示;还可以显示责任血管周边侧支循环建立情况,为责任血管治疗方案提供全面详细图像信息。

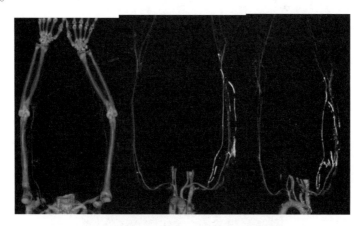

图 2 -41　有骨骼的上肢静脉血管容积再现技术 VR

可以使用曲面重建技术,从不同位置、不同角度、不同方向显示下肢静脉血管主干及分支情况,对责任血管病变区大小、长度、范围用数据表达,以及与周边组织情况显示,还可以使用最大密度投影 MIP 技术显示静脉血管局部及整体情况。

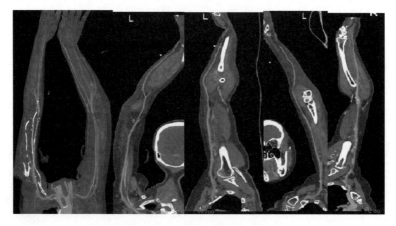

图 2 -42　下肢血管曲面重建

下肢静脉病变如静脉血栓比较多见,所以下肢静脉血管 CTV 检查有两种方法,碘剂通过体循环的为间接法,血管碘的浓度经过大循环,已经大大降低,血管 CT 值远远达不到 CTA 血管标准,所以在后处理中,用容积再现技术 VR 处理出来静脉血管图的效果很不理想,CT 值不高,图像缺乏高对比,缺乏层次感,整体血管显示噪声高,有时缺乏完整性,可以使用曲面重建技术,从不同位置、不同角度、不同方向显示下肢静脉血管主干及分支情况,可以对责任血管病变区大小、长度、范围用数据表达,以及与周边组织情况显示,还可以使用最大密度投影 MIP 技术显示静脉血管局部及整体情况。

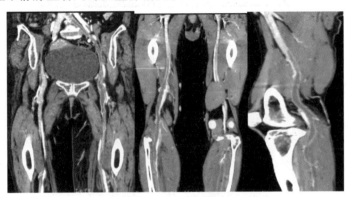

图 2-43　下肢静脉血管曲面重建

直接法就是将稀释的碘对比剂直接从足背小静脉注入,碘的浓度与碘对比剂的稀释比例成正比,后处理方法可以与相应动脉 CTA 方法相类似,容积再现技术 VR 图显示下肢血管对比度、清晰度比较高,主干及分支血管都能清晰显示,可以从不同方向、不同角度、不同位置全方位显示下肢血管情况;可以对责任血管位置大小、范围、长度、直径及与相关组织情况进行清晰显示;还可以显示责任血管周边侧支循环建立情况,为责任血管治疗方案提供全面详细图像信息。

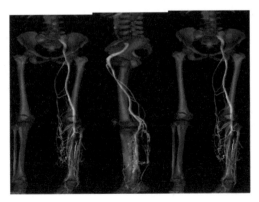

图 2-44　下肢静脉 VR

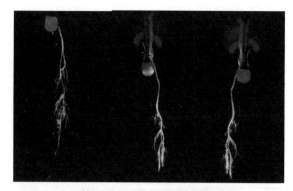

图2-45　下肢静脉血管树

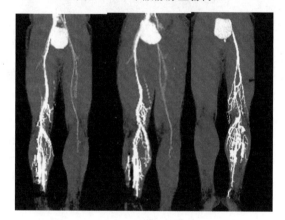

图2-46　下肢静脉最大密度投影MIP

最大密度投影MIP可以从不同位置、不同角度、不同方向显示下肢血管狭窄情况。

第三章　CT血管成像对比剂

第一节　对比剂特征

一、基本结构和分类

CT的对比剂可分为两类:阳性对比剂和阴性对比剂。阳性对比剂有碘对比剂,阴性对比剂气体。

在CTA中所应用的对比剂主要是含碘对比剂,有离子型和非离子型两类。离子型对比剂在水溶液中分解成阳离子和阴离子,带有电荷,而非离子型对比剂在水溶液中不产生离子,不带电荷。

●CTA造影剂按其理化结构可分为4种类型

(1)离子型单体(泛影葡胺,高渗溶液)。

(2)离子型双聚体(碘卡明,低渗溶液)。

(3)非离子型单体(优维显、欧乃派,低渗溶液)。

(4)非离子型双聚体(伊索显,等渗溶液)。

●CT造影剂效果

主要与含碘量有关。造影剂约90%以原形由肾小球滤过排除,少量经其他器官排泄,即所谓的异位排泄。

对比剂按照渗透性可分为高渗性($>1500mOsm/Kg \cdot H_2O$)、低渗性($600 \sim 1000mOsm/Kg \cdot H_2O$)和等渗性($2900sm/Kg \cdot H_2O$)。

对比剂的渗透压与对比剂反应关系密切,离子型对比剂的渗透压可高达血浆渗透压的 $5 \sim 8$ 倍,非离子型对比剂渗透压明显低于离子型对比剂,静脉注射高渗透压的对比剂后可引起一系列损害,不良反应相对较多,目前很少使用,目前常用的含碘对比剂以低渗/次高渗或等渗对比剂为主。

●内皮和血－脑脊液屏障损害

当静脉注入高渗透溶液时,如比率为1.5的对比剂,水分从细胞内排出,使内皮细胞发生损害,如内皮细胞发生渗透性皱缩,细胞间的紧密结合变为松散开放,导致血—脑脊液屏障破坏,对比剂分子或离子通过毛细血管壁进入血管外神经组织中,对神经细胞发挥直接影响。毒性反应主要来自对比剂的电荷及化学毒性,但比率为3和比率为6的对比剂引起血管内皮的损伤较小。

●红细胞损害

高渗透性对比剂使红细胞内水分逸出细胞外,致使红细胞变形、变硬,呈棘细胞畸形,胞质黏度增加,从而导致红细胞可塑性变小。红细胞不易或无法通过毛细血管,引起微循环紊乱。

●肺

当大剂量对比剂静脉团注时,对比剂先到达心脏,然后是肺。当注射高渗对比剂时肺动脉压急剧升高,渗透压越高,红细胞僵硬越明显,促使肺动脉压更高。这对已有肺动脉高压的来说特别危险,应禁忌静脉注射比率为1.5的高渗对比剂。肺功能不全的病人,为了减少对肺循环的不良反应,应该使用相对低渗或等渗对比剂。此外,对比剂能激活肺内的肥大细胞,释放出组胺及其他物质,而产生一些常见不良反应(呕吐、荨麻疹)的原因之一。这些不良反应较多见于静脉内注射,较少见于动脉内注射。这是大剂量静脉内注射对比剂宜选用相对低渗或等渗性对比剂的另一个理由。

●高血容量

注射高渗对比剂后,因渗透作用使细胞外液进入毛细血管内致使血容量增高,数秒内血容量增加可达10%～15%,并伴血细胞比容下降,导致心脏负荷增加和每毫升血液的携氧能力降低,但数分钟内,对比剂分子通过毛细血管壁进入组织液,即可阻止血容量的继续增加。

●肾毒性

碘对比剂具有肾毒性,主要通过以下三个方面引起急性肾衰竭:高渗透压引起过度利尿、过度排石、导致肾小球滤过率下降,影响肾小管—肾小球反馈;高渗透压引起血管收缩性物质(如内皮素、腺苷)增高,导致皮质—髓质血管收缩,使肾小球滤过率下降;高渗透压还可导致红细胞变形和通过性降低,从而聚集在肾髓质,导致肾血流量下降。

●心脏毒性

除了对比剂所致的高血容量之外,高渗透性可直接作用于窦房结引起心率过缓,减弱房室间传导、室内传导,引起心电改变,使心律失常和心室颤动的发生率增加。

●亲水性

对比剂的亲水性越高,亲脂性越低,与血浆蛋白(包括酶类)结合力也就越低,毒性反应,尤其是神经系统毒性明显下降。理想的对比剂应是完全亲水性的,然而由于碘原子固有的高度疏水性,实际上很难达到完全亲水性目标。碘对比剂的水溶性来自阳离子的盐,一般为钠盐或葡铵盐,可形成每毫升含碘 400 ~ 500mg 的溶液。葡铵盐比钠盐的水溶性更好,但黏稠度较高。一般来说,极化功能基团可增强水溶性,但较大的侧链可增加黏稠度,而且附着于苯环的羟基团虽增加了水溶性,但因其酸性性质,易与体内蛋白质结合,从而引起中毒。

单体离子型对比剂(如泛影葡胺等)比单体非离子型对比剂(如碘海醇、优维显、碘帕醇等)的水溶性高,这是由于前者存在离子团。然而,二聚体非离子型对比剂,如碘曲仑(伊索显),却显示极高的水溶性,这是由于在其侧链上有多达 12 个羟基所致。

●电荷

离子型对比剂的电荷可增加体液的传导性,扰乱电离环境和电解质平衡,影响生物学过程。特别是对神经组织,使用离子型对比剂有时可诱发癫痫,至少部分归因于电荷的作用。因而在脊髓造影中,必须使用无电荷的非离子型对比剂。离子型对比剂由电荷所致的另一个不良反应是和钙离子的相互作用,使总钙量被稀释,因钙离子主要作用于肌电偶合过程,使用离子型对比剂可导致负性肌力和低血压。

●黏稠度

黏稠度是溶质的颗粒形状、数目、电荷以及溶剂黏稠度的函数,对临床耐受性有很大影响。各种临床应用对比剂的含碘量和黏稠度已常规化,如经肾排泄的对比剂,常用含 300mg I/ml 的溶液;行血管造影或 CT 血管成像时,常用含碘 370mg I/ml 的溶液,以及相对低的黏稠度,以利于行大量快速团注;椎管内注射时,使用较低浓度(170 ~ 280mg I/ml),因为剂量小(10 ~ 20ml),推注慢,高黏度不是障碍。实际上,高黏稠度的水溶性脊髓对比剂可以提供更好的诊断结果。随碘浓度增加,黏稠度呈指数增加。浓度不变时,黏稠度随温度的增加而降低。当在室温 20°C,体温 37°C 时,黏稠度可降低 50%。因此,若需快速注射时,则需相应的加温至与体温相当。相比较其他特性,黏稠度仍然是诱发对比剂肾病的重要因素。二聚体是最大的分子,比单体更加黏稠。

●化学毒性

化学毒性是对比剂分子和体内生物学大分子结合后,扰乱了体内重要的机化因子的功能与体内组织的相互作用,即所谓"疏水效应"的结果。通过影响复杂分子的三维结构和使组织蛋白质皱缩,疏水效应能使重要的生物学大分子的"毒性"节段避免与其他分子相互作用。非离子型对比剂的疏水性比离子型对比剂高,毒性较低。对比剂直接毒性作用可影响红细胞膜,使之变形、僵硬。

含碘的离子型和非离子型对比剂都有高度的水溶液及低的血浆蛋白结合力。自静脉注入后,对比剂一般不与或很少与血浆蛋白结合,大量分布于血管中(不包括脑脊液),进入细胞内的量很少。对比剂可通过肾小球滤过膜,很少被肾小管细胞再吸收或分泌。

对比剂经静脉注射后,其血药浓度随时间而变化,在靶器官内达到最大强化峰值的时间受对比剂因素(注射速度、注射剂量、浓度)以及病人因素(体重、心功能、静脉入路)及CT设备的影响。从注射开始至血管内对比剂达到最高浓度的时间,称为峰值时间。对比剂注射的量和速度决定注射所需时间,但对峰值时间的影响很小。对比剂进入血液循环后,与不含对比剂的血液混合,很少与血浆蛋白结合,也很少进入细胞内,对比剂迅速通过毛细血管壁弥散到细胞外间隙,使血管内浓度迅速下降。

对比剂团注动力学特征决定了实质器官的强化特征:①器官的供血动脉及其分支强化显影,称为动脉期(灌注期);②脏器均匀强化,实质内结构可辨,称为实质期;③由于新的血液流入,使得脏器强化减弱,只有静脉保持轻度强化,称为静脉期。团注对比剂后仅几分钟,对比剂主要存在于实质中,此时实质强化达到峰值而出现囊肿或肿瘤坏死不强化,可改善囊肿或肿瘤坏死的显示。正常的血—脑脊液屏障能阻止对比剂从血液中进入脑实质,但当肿瘤或炎症使血—脑脊液屏障受损时,对比剂可经病灶处血管进入病变内,增强了病灶与邻近正常组织的对比。为取得良好的增强效果,CT扫描应在实质期或静脉期之前完成。

第二节　碘对比剂在CT血管成像中使用原则和技巧

一、影响动脉强化因素

静脉注射对比剂后,个体间同一组织或不同器官强化差异很大,这是因为靶器官的强化受到多个因素相互影响缘故。影响强化程度和强化时间的因素可分为3大类,即病人因素、对比剂因素及CT扫描因素,其中有些因素影响动脉强化程度,而有些因素影响强化时间。

●病人相关因素:靶血管内的碘浓度与病人的年龄、体重、体型(体重指数)、心功能状态、血流动力学特点及肾功能等因素有关。体重是影响血管强化程度最重要因素。心功能状态(心排出量和心血管循环时间)是影响延迟时间最重要的因素,心排出量与动脉强化程度呈反比。

●体重:影响血管和实质强化程度最重要的因素是体重。为了排除体重对靶器官强化的影响,很多研究根据体重调节对比剂的量,例如按照1.5ml/kg的量注射对比剂。然而该方法对于肥胖病人,不能准确地个性化计算对比剂量。这是因为脂肪对血液中碘对比剂的稀释和播散影响不大。肥胖病人常需要增加碘对比剂的量以维持靶血管足够的强化程度。

●心排血量和心血管循环时间:在病人相关因素中,心排血量和心血管循环时间是影响延迟时间最重要的因素。当心排血量降低时,对比剂循环减慢,循环时间延长,对比剂到达以及动脉和实质强化峰值延迟。主动脉峰值强化程度明显增加,除了个体间心功能差异外,血管狭窄或动脉瘤等病变也可能影响强化时间,尤其是在外周血管以及脑的CTA和CT灌注成像。

●性别:性别也对强化程度有影响,女性较男性同一部位的强化早且强化程度高,可能与血容量的影响有关。在身体和体重一定的情况下,女性的血容量较男性低5%~10%。

●年龄:年龄与对比剂到达时间有关,因为心排血量随年龄增加而降低。因此在进行经验延迟法确定扫描时间时,对老年病人应适度延长延迟时间以取得靶器官较好的强化。

●其他:静脉入路的选择也会影响对比剂到达时间,因为在其他因素固定的情况下,注射部位距心脏越远,对比剂到达心脏的时间也越长。一般要求在右侧肘前静脉注射对比剂,尤其是在心血管CT应用中,以同时较好观察主动脉弓分支血管,特殊情况下可选择手部或下肢注射对比剂。

此外,靶器官局部生理和病理学改变也影响强化的程度,例如,肝硬化会导致肝强化时间延迟,强化程度降低;闭塞血管远端、部分内漏以及冠状动脉远端节段最大强化时间也较近段血管迟。

二、对比剂及对比剂注射相关因素

与对比剂本身相关的因素有对比剂的量、对比剂浓度、对比剂的理化特征。与对比剂注射相关的主要因素包括注射持续时间、注射速率。

对比剂团注的形态,盐水冲刷。

●注射持续时间

注射持续时间是确定扫描延迟时间需要考虑的最重要因素,而影响对比剂注射时间因素主要有体质、靶血管所需的强化水平等。注射持续时间指的是从对比剂开始注射到结束的时间,等于对比剂总量除以对比剂注射速率。合适的注射持续时间能保证靶器官足够的强化。长的注射持续时间导致注射大量对比剂,此时虽然血管和实质的强化程度呈比例增加,但导致对比剂的浪费;短的注射持续时间则导致靶器官强化不足,难以获得足够诊断的图像质量,对病变定性诊断的能力也随之降低。影响对比剂注射持续时间选择的因素主要有体质、靶血管以及所需的强化水平。对于CTA而言,确定最佳的注射持续时间较为复杂,因为动脉强化的程度受到对比剂注射速率的影响。在单层螺旋CT,注射持续时间通常等于扫描持续时间,然而这个原则在多层螺旋 CT 因其明显减少的扫描持续时间已不适用。与短的扫描时间相适应的短对比剂注射持续时间可能导致靶血管强化程度不足。尽管理论上可以通过超快速的注射速率弥补,但实际上注射速率 >8ml/S 并不能明显增加靶血管的强化程度。

●注射速率

注射速率也与靶器官强化的程度和延迟时间的确定有关。当注射持续时间固定时,增加注射速率会导致单位时间内对比剂总量增加,血管强化程度增加。当对比剂总量固定时,增加注射速率导致注射持续时间缩短,到达峰值时间提前。在对比剂量固定的情况下,增加注射速率虽然增加了动脉强化的程度,但因为短的对比剂注射持续时间缩短了 CT 扫描的时间窗,因此在目前的多层螺旋 CT 设备进行的 CTA 扫描需要非常精确地计算延迟时间。缓慢但长的注射持续时间适合于长扫描时间的临床应用,例如外周血管 CTA。

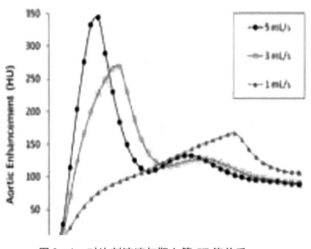

图 3 - 1　对比剂流速与靶血管 CT 值关系

●对比剂团注形态

对比剂团注形态也影响靶器官的强化程度。最常用的是单期相对比剂注射,该方法采用固定的注射流率,其靶血管时间—密度曲线正态三角波形;其次为双期相注射,即先固定高速率注射对比剂后再以固定的较低速率注射,双期相注射的优势是在 CT 扫描时间较长的临床应用中,在不增加对比剂用量的前提下通过延长对比剂注射持续时间维持靶部位长时间足够的强化程度,主要用于全身 CT 成像以及外周血管 CTA。此外,多期相注射时降低注射速率可以取得对比剂处于稳态时血管的均匀强化。均匀的血管强化有助于左、右心室的强化并且降低了来自上腔静脉和头臂静脉内高浓度对比剂所致的线束硬化伪影,提高后处理工作的效率,改善脑血容量的计算以及放宽了对延迟时间精确的要求。

●对比剂浓度

在对比剂量、注射速率以及对比剂注射时间相同时,注射高浓度对比剂使得单位时间内碘流量增加,产生了更高的峰值强化程度,进行 CT 扫描的时间窗也得到延长,但并未影响到达峰值强化的时间,此外,当输入碘的总量及注射速率固定时,注射对比剂的量及持续时间根据对比剂的浓度而改变,高浓度对比剂的用量要低于低浓度对比剂。除了对比剂浓度外,对比剂的渗透性和黏滞性也影响靶器官强化水平,其中黏滞性受温度的影响,温度越高黏滞性越低。因此。在临床应用中可通过适当增加对比剂温度来提高高浓度对比剂的应用。有研究显示增加温度有助于提高强化的程度,缩短到达峰值强化的时间,同时提高病人的依从性和忍受性。

●盐水冲刷

盐水冲刷促使团注对比剂的末端进入中央血池并利用了残留在注射管及外周静脉的对比剂,增加了对比剂使用的效能以及靶器官强化程度。此外,该方法减少了对比剂的播散,改善了对比剂团注的形态;减少了来自头臂静脉和上腔静脉内浓度对比剂所致的线束硬化伪影,增加了病人的水化程度,有助于降低对比剂肾病的发生率,还可以防止残余高黏度对比剂堵塞留置针。当对比剂总量较少时应用盐水冲刷,能有效改善对比剂强化程度。一般来说在管内会残存 10ml 左右的对比剂,有研究证实在碘对比剂注射完毕后至少应以相同速率注射 18ml 生理盐水。

总之,注射持续时间是对比剂注射相关因素中影响延迟时间最重要的因素,当对比剂固定时,采用固定注射持续时间而非固定注射速率的方法来优化靶器官的强化程度。尽管高的注射速率会导致单位时间内动脉强化峰值增加,但要求非常准确的确定靶器官延迟时间。在扫描时间非常短的情况下,快速注射高浓度的对比剂也可以提高靶器官强化的程度。在碘对比剂注射完毕后还应以同样注射速度注射 20~30ml 生理盐水。

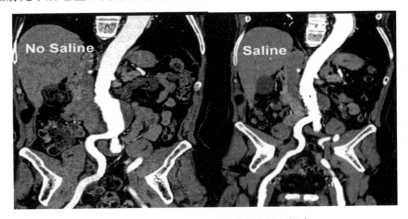

图 3-2　盐水冲刷后图像对比度得到提高

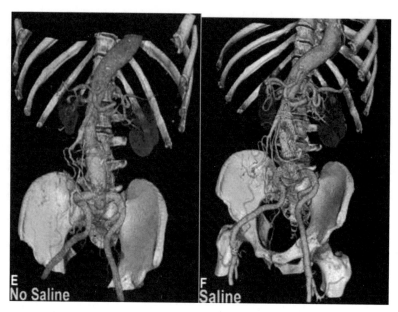

图3-3 盐水冲刷后VR图像对比度得到提高

三、扫描因素

与强化程度关系较密切的CT扫描因素包括扫描持续时间、扫描方向、多期相采集、对比剂通过时间及扫描时间的确定以及管电压的选择等。

● 扫描持续时间

扫描持续时间直接影响对比剂注射持续时间。注射速率或对比剂量（注射持续时间与注射速率的乘积）；对于扫描持续时间较长的病例，也应适当延长对比剂的注射持续时间。扫描持续时间取决于CT机的扫描类型、速度、扫描模式以及临床应用。

● 扫描时间

一般要求顺血流方向进行扫描，然而肺动脉CTA常需要进行足头方向采集，其优势在于即使病人在扫描期间不能屏息时，不会致容易发生栓子的双肺下叶图像质量下降而影响栓子的检出；足头方向扫描还有助于减少上腔静脉内浓度对比剂所致的线束硬化伪影。逆血流方向的扫描还可用于颈动脉和颅脑动脉CTA。

● 对比剂通过时间及扫描时间确定

尽管经验延迟发依然在临床实践中被广泛应用，但在CTA中，尤其是心血管CTA，因靶血管对比剂通过时间可能存在较大差异（根据病人心血管状况不同，对比剂到达大动脉的时间为8~40s），不推荐使用经验延迟法确定扫描延迟时间，而需要根据靶血管精确对比剂通过时间个性化确定扫描延迟时间。CTA检查国际上有三种方法。

SmartPrep法（智能跟踪法）：更能有效使用对比剂的量，完全显示动脉血管的强化，避免了不必要的其他器官强化。靶血管强化与设置强化阈值多少、触发后延迟时间及靶血管扫描时间都有一定关系,过低的阈值造成靶血管不能够获得最佳的强化,过高的阈值需要长时间监测而错过靶血管最佳强化时间,有的甚至无法到达所设定阈值而致失败,触发延迟时间过长或靶血管扫描时间过长都会影响靶血管最佳强化时间。

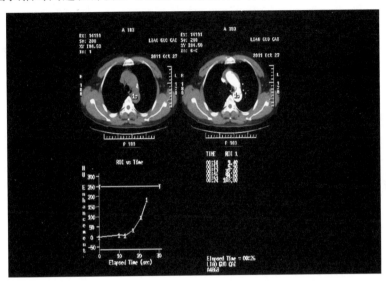

图 3 - 5 智能跟踪法

Test - Bolus 法(小剂量测峰值法):曲线峰值法就是先注射 15 ~ 20ml 造影剂,在同一层面连续 15 次 CT 扫描,关注靶血管动脉造影剂在时间段浓度达到最高,以此作为 CTA 数据获取最佳扫描时间。此方法在于可靠准确地预测对比剂到达时间,适用于冠状动脉、细小血管穿行于骨骼中的病人。

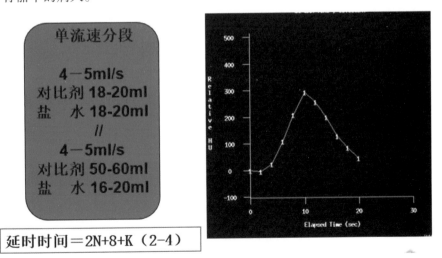

图 3 - 6 Test - Bolus 法(小剂量测试法)

经验法:根据以往工作经验,设置扫描延迟时间,该方法最简单易行,但需要考虑到病人的生理病理因素影响,并且需要检查者有一定临床经验。

在 CTA 扫描参数中,管电压的选择也影响靶血管的强化水平,采用低电压技术进行的 CTA 可提高靶血管强化水平,因而可适当降低对比剂用量和注射速率,减少病人接受辐射剂量。目前通过迭代重建技术可减少因为低电压技术引起的图像噪声较大的问题,节省 20% 对比剂用量。在能谱 CT 扫描中,利用能谱的低 KeV 单能量能优化血管内碘的强化程度,提高血管的 CT 值,提高血管显示率,能谱 CT 不同的电压,碘的 CT 值当量有不同,低电压 X 线能量更接近于碘的 K 缘能量(33KeV)。

120kVp:lmg 碘 = 26HU

100kVp:lmg 碘 = 30HU

80kVp: lmg 碘 = 40HU

降低管电压:减少对比剂用量,但会增加图像噪声,尤其是大体重病人。

第四章　头颅CT血管成像

全身动脉血管按部位有:①头、颈部;②上肢与下肢;③胸部(胸主动脉、肺动脉、冠脉);④腹部。

全身静脉血管按解剖部位可分为:①头、头颈部;②胸部(主要上腔静脉、肺静脉);③腹部静脉(门静脉、下腔静脉);④四肢静脉(上肢及下肢)。

第一节　颅内动脉系统

一、颅内动脉解剖

颅内动脉由两大动脉系统组成:颈内动脉系统和椎基底动脉系统。颈内动脉系供应大脑半球的前2/3,间脑前侧2/3;椎基底动脉一般供应大脑半球的后1/3(包括颞叶的一部分、枕叶)、间脑尾侧1/3、小脑和脑干。两个动脉系统在脑底面通过动脉环互相交通,形成脑底动脉环(Wills环)

(一) 颈内动脉系统

颈内动脉在甲状软骨上缘平面起于颈总动脉,在视交叉外侧分出大脑前动脉和大脑中动脉两终支。

● 颈内动脉

颈内动脉根据邻近的结构和经过的解剖部位将颈内动脉分为7个解剖段。

(1)C1颈段。在C3~4或C4~5水平起自颈总动脉分叉处,延至颞骨的颈动脉孔处,该段无分支,是鉴别颈内、外动脉的依据。动脉粥样硬化病变好发于此处,也是颈动脉狭窄的好发部位。

(2)C2岩段。位于颞骨岩部的颈内动脉管内,有两个亚段:垂直段和水平段,两者交界处称为膝部。

（3）C3 破裂孔段。此段动脉起始于岩骨颈内动脉管延伸至岩舌韧带，该段通常无分支。

（4）C4 海绵窦段。始于岩舌韧带上缘，止于硬脑膜环。

（5）C5 床突段。始于近侧硬脑膜环，颈内动脉前膝部弯曲之上，止于颈内动脉进入蛛网膜下隙处的远侧硬膜环，是颈内动脉各段中最短的一段，该段通常无分支。

（6）C6 眼段。始于远侧硬膜环，止于后交通动脉起点近侧，分支有眼动脉（90% 起源于硬膜内）和垂体上动脉。

（7）C7 交通段。此段在后交通动脉的起点近侧开始，终于颈内动脉分叉处，即大脑前动脉与大脑中动脉分叉处，主要分支有后交通动脉和脉络膜前动脉。

●大脑前动脉

大脑前动脉从颈内动脉分出后，斜向前内侧行，越视交叉或视神经至大脑纵裂，再向后上绕过胼胝体膝部，沿胼胝体沟后行，过胼胝体压部，在此与大脑后动脉分支吻合。两侧大脑前动脉在视交叉前或上方借前交通动脉相连。大脑前动脉最常用的简单分段法分为 3 个段。

（1）水平段。即 A1 段，此段从大脑前动脉起点水平延伸到达与前交通动脉汇合点。

（2）垂直段。即 A2 段，此段从前交通动脉垂直延伸至胼胝体膝部，主要分支有穿支动脉（内侧豆纹动脉、Huebner 返动脉、胼胝体穿支）和皮质支动脉（眶额动脉、额极动脉）。

（3）远侧段。即 A3 段，此段自胼胝体膝部开始，沿胼胝体沟后行，过胼胝体压部，在此与大脑后动脉分支吻合，主要分支有胼周动脉、胼缘动脉、顶上动脉、顶下动脉。

●大脑中动脉

大脑中动脉是颈内动脉在大脑外侧裂内侧端正对前穿支分出大脑前动脉以后的延续段，发出后即横过前穿支，向后外行，在岛叶附近分支。

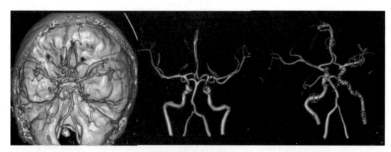

① **颈内动脉**　　② **大脑中动脉**　　③ **大脑前动脉**
① C1颈段　② C2岩段　③ C3破裂孔段　④ C4海绵窦段
⑤ C5床突段　⑥ C6眼段　⑦ C7交通段

图 4 - 1

（二）椎基底动脉系统

●椎动脉

按其行程分为4段,如V1段骨外段、V2段椎间孔段、V3段脊椎外段、V4段硬膜内段。

主要分支:①颈部分支,主要发出各椎间隙肌支及脊髓支;②脑膜分支,主要发出脑膜前后分支;③颅内分支,发出数支小脑膜动脉、脊髓后动脉及脊髓前动脉、穿动脉及小脑后下动脉。小脑后下动脉起自椎动脉,走向舌咽、迷走及副神经根之间。

●基底动脉

由左右椎动脉汇合而成,终末分支多在脚间池,正常管径为3～4mm,平均长32mm。主要分支:迷路动脉、小脑动脉(小脑前下动脉、小脑上动脉)、大脑后动脉。大脑后动脉是基底动脉终末支,呈分叉状左右开口,位于中脑、间脑、端脑结合处。

（三）脑底动脉环(Willis 环)

脑底动脉环位于脑底池内,由成对的大脑前动脉水平段、大脑后动脉交通前段、后交通动脉及不成对的前交通动脉组成,是颅内动脉瘤的好发部位。根据组成动脉的发育情况将Willis环分为四型:Ⅰ型(对称性),Ⅱ型(前循环发育不良型),Ⅲ型(后循环发育不良型),Ⅳ型(混合发育不良型)。

二、扫描技术

在头颅CTA检查中,主要有经验法、常规CTA、数字减影CTA、双能量CTA、动态500排。

●经验法CTA:根据血管动脉期经验一般分为动脉早期22s、中期25s,动脉晚期28s左右,颅脑CTA动脉期一般为早期22s为延迟扫描时间。

●常规CTA:扫描方式为智能追踪法,直接进行容积增强扫描,属于非去骨CTA技术,由于颅底骨的重叠,对颈内动脉颅底段血管显示较困难。飞利浦256排的iCT后处理软件可以自动去骨。

●数字减影CTA:由于头血管大多数是跟相应的骨骼连接很紧密,如椎动脉从椎间孔穿过,颈总动脉从破裂孔穿出,所以一般情况下需要用数字减影方法做CTA(DSA),属于自动去骨减影CTA,能较好地显示颈内动脉颅底段血管,提高颅底段颈内动脉病变的检出率。

数字减影CTA是利用数字减影血管造影的原理,进行平扫和增强2次容积扫描并进行相减,将获得的减影后血管数据进行不同方式的影像重组以显示靶血管的解剖和病变。该技术目前在临床中已经常规应用。对于危重或配合不佳的病人,会出现图像配准不良,此时的图像后处理需应用增强容积CT数据进行,类似常规CTA。

选择头颅circl of wills扫描程序(不同CT厂家有不同软件,选择扫描程序也不同),需将病人头部固定,如果病人烦躁不安,要注射镇静药以镇定,然后行头颅冠、矢状位定位相,扫描范围从颈1到颅顶部。在颈1至颈4任选一层面作为靶血管兴趣点。

扫描方式为 SmartPrep 法、智能跟踪法和 Time – Bolus 法(小剂量测试法)。

扫描条件为 100Kv,250mA。

SmartPrep 法:不同的 CT 厂家也有不同的表达方法,但有几点是相同的。

①平扫。扫描范围从颈1到颅顶部,层厚为 5ml(主要是减少病人辐射剂量),重建为 0.625 或 1ml,选择螺距为大螺距(扫描时间比较短,大概为 3.5s)。

②增强。扫描范围、层厚、起始位置与结束位置、扫描时间、螺距选择与平扫同步;选择监测点颈 3 的颈内动脉血管(舌骨同一平面),阈值为 120HU,延迟时间为 6s,触发时间为 6s。

③对比剂注射技术。经肘静脉以 4.5～5.0ml/s 注射速度注射非离子型造影剂(浓度为350 碘佛醇、370 的碘普罗胺、400 碘美普尔等)50ml, 后 4.5ml/s 速度注射生理盐水 40ml。

数字减影 Time – Bolus 法(小剂量测试法):先经肘静脉以 4.5ml/s 注射速度注射 15～20ml 造影剂,后 4.5ml/s 速度注射生理盐水 10ml,延迟 6s 在颈 1 层面连续 15 次 CT 扫描,计算出颈动脉造影剂浓度达到最高数字,以此作为该 CTA 数据获取最佳扫描时间。

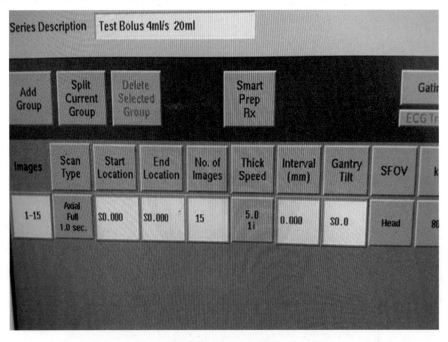

图 4 – 2　扫描方式,同一层面 15 次扫描

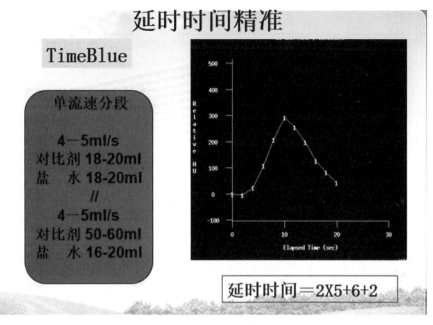

图 4 - 3 Test-Bolus(小剂量测试法)

将延时时间的18s以此作为头颅CTA延迟扫描时间,分配在平扫和增强两阶段中。

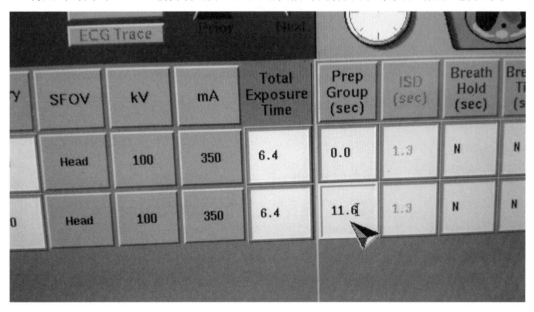

图 4 - 4 延迟时间分配

表 4 - 1 　头颅 CTA 不同方法比较

方法 比较	非数字减影法 CTA		数字减影 CTA	
	经验法 CTA	智能法 CTA	智能法 CTA	小剂量测试法 CTA
优点	操作简单,易掌握,非心功能疾病年龄偏小病人可用,不常用	个性化强,成功率高,常用	减少碘对比剂用量,相对操作简单,易掌握	个性化方案更强,优质图像完全有保障
缺点	个性化差,对于年龄偏大、心功能差病人成功率低	技术性强,难度相对偏高	人为因素影响 CTA 图像质量,前后扫描间隔时间过长,增加图像配准不良概率	碘对比剂用量多,操作复杂,难点多
优点	辐射剂量减半,操作简单,不常用		成功率高,图像质量优,提供全面丰富血管图像信息,可以提供全面丰富后处理图像信息,广泛应用	
缺点	成功率偏低,后处理 VR 血管图效果不理想		辐射剂量高,操作复杂,难点多,不易掌握	

● 双能量 CTA

是基于血液中碘成分与钙化或骨性成分在两种不同能量 X 线下的 X 线衰减率的差异,利用双能量扫描去除影响血管显示的骨性结构,将碘对比剂充盈的血管与骨骼相分离,该技术仅通过一次双能量 CT 增强扫描,利用特殊的双能量后处理软件又能满足诊断需要的头颅虚拟平扫图像,还能达到去骨化的 CTA 图像,减少病人接受的辐射剂量,降低了图像配准不良的概率。

● 动态 500 排(Volume Helical Shuttle)

对于这一概念,由于 CT 机厂家不一名称也不一,但基本原理是相同的。动态 500 排即容积螺旋穿梭技术（GE 公司的 Volume Helical Shuttle ,VHS）可以在数据采集期间使 CT 扫描床持续周期性的穿梭往复运动。扫描床应用了一种高度精确的步进马达,并配备了两个减速设备,可以使扫描床非常迅速、平稳、精确地移动。通过实时的控制和反馈系统在满足时间分辨率的情况下使得 Z 轴的覆盖范围达到 312.5mm ,支持 4D-CTA 和器官灌注检查的要求而且动态可变 mA、动态螺距。采集的信息最大范围是 312.5mm,按单排最薄图像 0.625mm,312.5mm = 0.625mm × 500。

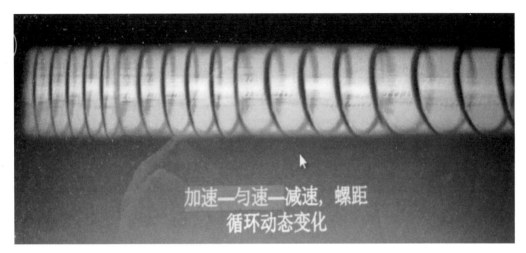

图 4 - 5　动态 500 排

动态 500 排本质是大范围连续往复扫描,得到一段时间内的动态影像,同时可获得不同时间点的图像,完成扫描范围内不同时相的观察、动态观察以及灌注功能观察。在正常脑血管动态 500 排的检查中,通过一次扫描即可得到不同时期的脑血管图像,连续观察造影剂在颅内的循环状态,也可以选择最佳动脉期进行颅脑 CTA 成像。

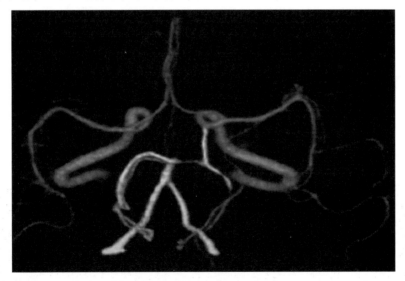

图 4 - 6　动态 500 排的 VR 血管图

(1)头颅冠矢状位定位像扫描,然后进行颅脑平扫,确定扫描范围。

(2)探测器宽度 40 mm,层厚 5 mm。

(3)螺距头部 SFOV 0.984∶1。

(4)根据临床需要,如果数据要进行灌注分析,18pass,总覆盖时间取决于每个 pass 的时间和 pass 数目,40.4 秒。

（5）球管转速为 0.4s；100Kv，自动毫安秒。

（6）经肘静脉以 4.5ml/s（4.5~5.0ml/s）注射速度注射非离子型造影剂浓度为 350 碘佛醇、370 的碘普罗胺、400 碘美普尔等 50ml，对比剂注射完成后 4.5ml/s 速度注射生理盐水 40ml。

（7）将所有图像重建成 1.0mm 传至工作站。

更高端 CT 机，探测器组合宽度达 16cm，球管旋转一周就完全可以把全头颅扫全，不需要用上动态 500 排这样穿梭技术，就头颅灌注一系列图像中，选择最佳动脉期进行后重建出一系列头颅 CTA 图。

表 4-2　头颅 CTA 不同方法比较

方法	数字减影 CTA	双能量 CTA	动态 500 排 CTA
优点	优质图像有保障，对机器性能要求不高，16 排及以上 CT 机可完成，可普及，常用	图像质量有保障，一次扫描可全部获得有用数据，操作时间短，降低图像配准不良概率，辐射剂量明显降低	获取有用价值数据，优质图像有保障，可普及
缺点	辐射剂量偏高，相对增加图像配准不良概率	机器性能要求很高，不易普及，不常用	辐射剂量大，扫描时间长，操作复杂，不提倡

三、临床病例

● 颅内动脉瘤

临床症状多由蛛网膜下腔出血引起，头痛是其主要症状。女，35 岁，头晕头痛伴呕吐半月余，加重伴抽搐 4 小时。

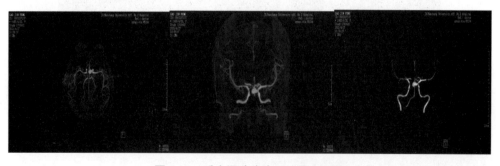

图 4-7　后交通动脉瘤 MIP 及 VR 图

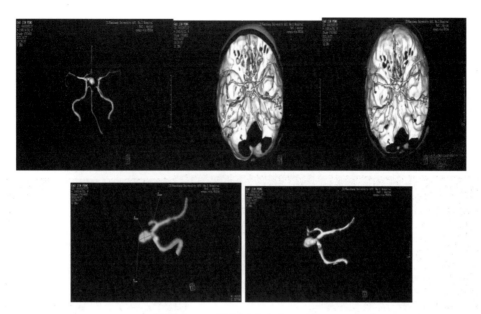

图 4 - 8　后交通动脉瘤 VR 图

●脑血管畸形

胚胎期血管先天性发育异常,可分为动静脉畸形、海绵窦血管瘤、毛细血管动静脉畸形,主要临床症状为颅内出血、癫痫、顽固性头疼。

男,24 岁,发现右前额波动性肿块 3 月。

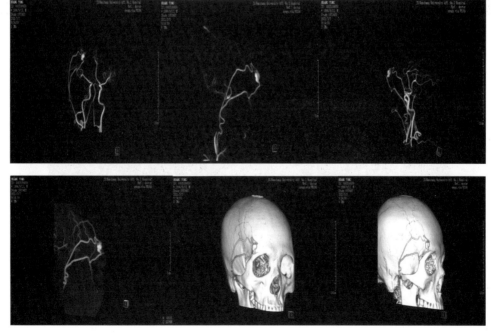

图 4 - 9　脑血管 VR 图

●脑卒中

分为缺血性和出血性,也就是常说的脑血栓和脑出血两种。

脑血栓病因主要是心房颤动、血管狭窄或血管斑块等,脑出血主要是高血压、血管畸形、动脉瘤等。

男,56岁,晚上饮酒,次日凌晨5点右侧肢体活动障碍,伴失语5小时,小便失禁,左侧大脑中动脉重度狭窄(CTA + CTP)。

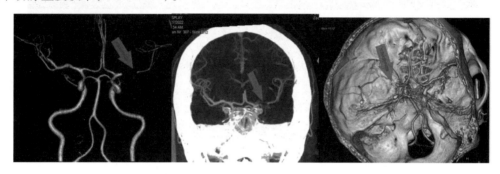

图 4 - 10　灌注彩图

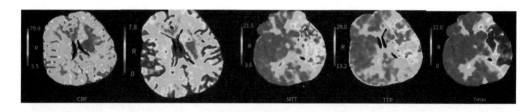

图 4 - 11　灌注彩图提示左侧灌注不足

溶栓术后 CTA + CTP。

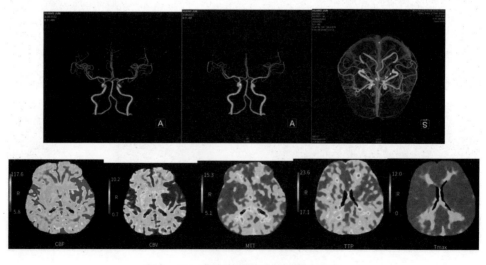

图 4 - 12　灌注彩图提示左侧灌注正常

第二节　颅内静脉系统

一、颅内静脉解剖

颅内静脉系统分为浅静脉、深静脉、颅后窝静脉和硬膜静脉窦。

(一) 浅静脉组

浅静脉组沿表浅脑沟走行,分为上中下三组,外侧沟以上的大脑上浅静脉、外侧沟附近的大脑中浅静脉和外侧沟以下的大脑下浅静脉。浅静脉主要收集大脑半球皮质和皮质下髓质的静脉血,分别汇入附近的硬膜静脉窦内。

(二) 大脑深静脉

由三大属支汇合而成,主要引流大脑半球深部的静脉血。

● 大脑内静脉

又称小 Galen 静脉,两侧的大脑内静脉起于室间孔止于透明隔的后下面,主要收集大脑半球深部、间脑、脉络丛和基底核的静脉血。

● 基地静脉

又称 Rosenthal 基地静脉,由大脑深中静脉汇合而成,再回流到大脑大静脉。

● 大脑大静脉

又称 Galen 大静脉,为短粗的静脉干,由两条大脑内静脉汇合而成,然后向上呈一浅凹形与下矢状窦一起汇入直窦内,主要接受两侧的大脑内静脉、基底静脉和枕静脉的血流。

(三) 硬膜静脉窦

硬膜静脉窦是位于两层硬脑膜之间的静脉道,可以分为后上群和前下群:后上群包括上矢状窦、下矢状窦、左右横窦、左右乙状窦、直窦、窦汇、左右岩鳞窦及枕窦等;前下群包括海绵窦,海绵间窦,左右岩上、岩下窦,左右蝶顶窦及基底窦。另外,还有旁窦、大脑廉静脉和小脑幕静脉。

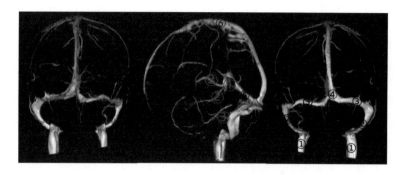

图 4 - 13

① 大脑大静脉　　② 大脑内静脉　　③ 大脑下静脉

①颈内静脉　　②乙状窦　　③横窦　　④窦汇

⑤ 直窦　　⑥ 上矢状窦　　⑦ 下矢状窦

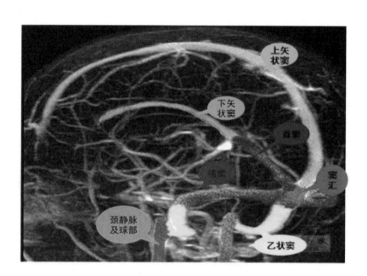

图 4 - 14　大脑静脉

二、颅内静脉血管 CTV 的扫描技术

●数字减影方法 SmartPrep 法

（1）平扫。扫描范围从颈 1 到颅顶部，层厚为 5ml，重建为 0.625 或 1ml，选择螺距为大螺距，扫描时间为 3.5s。

（2）增强。扫描范围、层厚、起始位置与结束位置、扫描时间、螺距选择与平扫同步。

（3）延迟时间为 20s。

（4）造影剂。经肘静脉以 4.5ml/s（4.5～5.0ml/s）注射速度注射非离子型造影剂（浓度为 350 碘佛醇、370 的碘普罗胺、400 碘美普尔等）50ml。

（5）对比剂注射完成后以 4.5ml/s 速度注射生理盐水 40ml。

（6）扫描时间也是 3.5s。

● 动态 500 排

大范围连续往复扫描,得到一段时间内的动态影像,同时可获得不同时间点的图像,完成扫描范围内不同时相的观察、动态观察以及灌注功能观察。在正常脑血管动态 500 排的检查中,通过一次扫描即可得到不同时期的脑血管图像,连续观察造影剂在颅内的循环状态,也可以选择最佳静脉期进行颅脑 CTV 成像。

扫描参数:

（1）头颅正侧位定位像扫描,然后进行颅脑平扫,确定扫描范围。

（2）探测器宽度 40 mm,层厚 5 mm。

（3）螺距为头部 SFOV 0.984∶1。

（4）根据临床需要,如果数据要进行灌注分析,18pass,总覆盖时间取决于每个 pass 的时间和 pass 数目,40.4 秒。

（5）球管转速为 0.4s,100Kv,自动毫安秒。

（6）对比剂注射技术,经肘静脉以 4.5ml/s(4.5~5.0ml/s)注射速度注射非离子型造影剂(浓度为 350 碘佛醇、370 的碘普罗胺、400 碘美普尔等)50ml,对比剂注射完成后以 4.5ml/s 速度注射生理盐水 40ml。

（7）将所有图像重建成 1.0mm 传至工作站进行血管成像。

第五章　颈部CT血管成像

第一节　颈部动脉系统

一、颈部动脉解剖

（一）颈总动脉

●颈总动脉:颈总动脉是头颈部的主要动脉干,左、右各一。右颈总动脉起自头臂干,左颈总动脉直接起自主动脉弓。两侧颈总动脉自胸锁关节后方,沿气管和喉外侧上升,走行中不发出分支,至平甲状软骨上缘处均分为颈内动脉和颈外动脉2支。

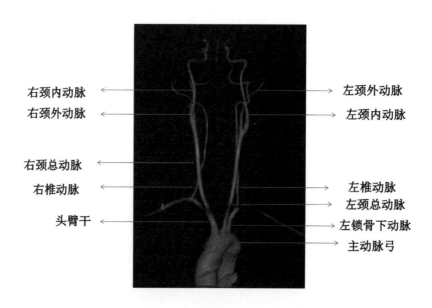

右颈内动脉　　　　　　　　　　左颈外动脉
右颈外动脉　　　　　　　　　　左颈内动脉

右颈总动脉　　　　　　　　　　左椎动脉
右椎动脉　　　　　　　　　　　左颈总动脉
头臂干　　　　　　　　　　　　左锁骨下动脉
　　　　　　　　　　　　　　　主动脉弓

图5-1　颈总动脉VR图

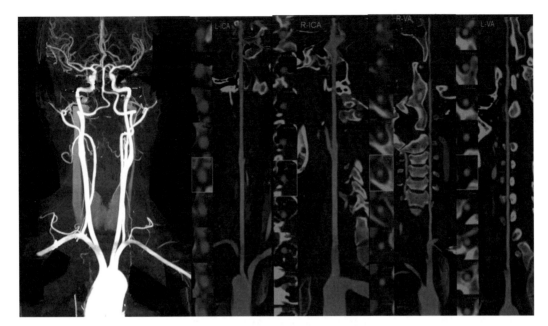

图 5 - 2　颈部血管 MIP + CPR 图

●颈内动脉:颈内动脉是颈总动脉的终支之一。平甲状软骨上缘自颈总动脉发出,先在颈外动脉的后外侧,然后转向后内侧上升至颅底,经颞骨岩部的颈动脉管外口进入颈动脉管,出颈动脉管内口入颅腔。在颈动脉管内动脉由垂直方向转为水平方向,于破裂孔处出管,动脉沿蝶鞍外侧的颈动脉沟通过海绵窦。在窦内,动脉平蝶鞍底由后向前行,在前行中渐偏向外侧;抵前床突下方后又弯向上,于前床突尖端的内侧出海绵窦面和向后,入蛛网膜下腔,从而形成一个向前的凸曲,弯曲的上部向后抵后床突上方后,又转向上外侧而到脑的底面,末端分为大脑前动脉和大脑中动脉 2 个终支。颈内动脉颅内的分支有眼动脉、大脑前动脉、大脑中动脉。

颈内动脉走行较长且迁曲,有 5 段分法及 7 段分法,下面展示 7 段分法:C1 颈段,C2 岩段,C3 破裂(孔)段,C4 海绵窦段,C5 床段,C6 眼段和 C7 交通段。

(1)颈段(C1 段)。

颈段通常在 C3-4 或 C4-5 平面起源于颈总动脉,为颈总动脉两个分支中的较大一支,终止于颈动脉管颅外口,可分为两个部分:颈动脉窦部、颈升段。颈段通常不发出任何分支。

(2)岩段(C2 段)。

这段颈内动脉位于颈动脉管内,起于颈动脉管颅外口,终止于破裂孔后缘,按其行走方向可分为 3 部:垂直部、弯曲部和水平部。

(3)破裂孔段(C3 段)。

破裂孔并非单一孔道,而是由两部分组成:颅外骨膜上的一个孔和一个垂直管道,后者由破裂孔周围的骨结构和纤维软骨构成。破裂段起于颈动脉管末端,动脉越过孔部,但不穿过这个孔,在垂直管内上升,向着海绵后窦,止于岩舌韧带上缘。

(4)海绵窦段(C4段)。

此段始于岩舌韧带上缘,止于近侧硬膜环,主要走行于海绵窦内,按其走行方向又可分为垂直部、后弯、水平部和前弯。

(5)床段(C5段)。

此段起于近侧硬膜环,止于远侧硬膜环,属于硬膜外结构,长约4~6mm,斜行于外侧前床突和内侧颈动脉沟之间。

(6)眼段(C6段)。

该段起于远侧硬膜环,止于后交通动脉起点的紧近侧,这段颈内动脉常发出两条重要动脉,即眼动脉和垂体上动脉。

(7)交通段(C7段)。

起于紧靠后交通起点的近侧,止于颈内动脉分叉处,此段发出两个重要分支:后交通动脉和脉络膜前动脉。

●颈外动脉:颈外动脉是颈总动脉终支之一,主要分布于颈前部、面部、颅顶和硬脑膜。在颈动脉三角内,在甲状软骨上缘平面以上发自颈总动脉,其起始段在颈内动脉前内侧上升,在下颌后间隙即转至其外侧,穿经腮腺到达下颌颈后方,分为颞浅动脉和上颌动脉两终支。

颈外动脉沿途分支有:

(1)甲状腺上动脉。

多在舌骨大角末端平面稍下,发自颈外动脉前壁,沿甲状软骨侧缘,伴喉上神经外支行向前下,至甲状腺左、右叶上极上方5~23cm处,其主干分为腺支,分布于腺体上部。此外,甲状腺动脉还发出喉上动脉和数肌支,前者伴喉上神经内支穿过甲状舌骨膜或甲状软骨板,分布于喉内;后者分布于环甲肌、舌骨下肌群和胸锁乳突肌。

(2)舌动脉。

在舌骨大角平面发自颈外动脉,行向上前,分布于舌和口底。

(3)面动脉。

在舌动脉起点稍上方,发自颈外动脉,行向上前,绕过下颌骨下缘到达面部,分布于面部和腭扁桃体。

(4)枕动脉。

于二腹肌后腹下缘处发自颈外动脉,行经胸锁乳突肌等深面,多在枕外隆凸外侧约

38mm 处穿入枕部皮下,继行向上至颅顶枕部,沿途分支分布于项部肌和胸锁乳突肌以及枕部皮肤和硬脑膜,并在头顶皮下组织内与其他动脉的分支广泛吻合,到胸锁乳突肌的分支有时直接发自颈外动脉。

（5）耳后动脉。

于二腹肌后腹上缘处发自颈外动脉,向上经腮腺深面至乳突与耳郭后面之间,分支分布于耳后的肌和皮肤以及颅顶枕部。

（6）咽升动脉。

分布于咽壁和软腭等。

（7）颞浅动脉。

颈外动脉终支之一,发出后,在下颌颈后方穿过（并供应）腮腺上行,经外耳门前方越过颧弓根到达颞部,于眶上缘平面以上分为额、顶两终支,分布于额部和顶部的肌肉和皮肤,与对侧同名动脉及枕动脉等的分支广泛吻合。

（8）上颌动脉。

颈外动脉另一终支,发出后经下颌颈内侧行向前内,经颞下窝翼外肌深面或浅面入翼腭窝,它沿途分支分布于鼻腔、腭、颊、腭扁桃体、咀嚼肌、下颌牙和牙龈、外耳道、中耳和硬脑膜。其中最重要的是,脑膜中动脉经棘孔入颅中窝,广泛地分布于硬脑膜。下牙槽动脉,入下颌孔供应下颌牙等,其末支出颏孔,改名为颏动脉,分布于颏部。眶下动脉,由眶下裂入眶,经眶下沟、眶下管,分布供给上颌窦、上颌切牙、尖牙等,其末支出眶下孔分布于面部。

二、扫描技术

在 CT 扫描过程中,颈部可保持相对静止,呼吸、吞咽等运动可以比较容易控制。检查前,吩咐除去颈部扫描范围内金属或其他产生伪影异物,病人仰卧入头架内,用绷带固定头部。检查前嘱病人扫描时不做吞咽动作。颈部 CTA 主要有以下 3 种检查技术:常规 CTA、数字减影 CTA、双能量 CTA。

● 常规 CTA

选择扫描参数对 CT 血管成像至关重要,包括对比剂浓度、注射速率、剂量、扫描延迟时间、准直、螺距等。扫描方向选择由足侧向头侧扫描,范围为主动脉弓（气管分叉）至颅底,包含颈动脉、椎动脉全程。扫描条件为 100Kv,250mA,螺距为 0.984:1。

因颈部组织层次多,成分复杂,骨、软骨及富血供的腺体（如甲状腺）等的存在增加了影像后处理的难度,因此颈动脉 CTA 检查有相对特殊的要求,合理选择扫描参数和设置对比剂注射方法,如选择对比剂的浓度、剂量、流率及精确的延迟时间对于成功的颈部 CTA 检查至关重要。优良的颈部 CTA 检查要求增强后颈动脉的 CT 值 300HU 以上且图像清晰,无其他伪影,同时使动脉周围结构,如颈静脉、软组织(尤其是腺体)尽可能不强化或少强化,以减少本底密度和颈静脉等结构的重叠。注射速率尚没有统一标准,病人情况允许时可选择4.0~5.0ml/s为佳,此条件下,动脉与邻近软组织密度对比最大,且颈动脉回流最少。对比剂总量常用50ml。目前以团注示踪法较为常用,该法操作简便、快速,除个别循环异常外,均能得到较好的CTA图像,且此法只需一次注射,节省对比剂剂量,降低对比剂毒性作用。

●数字减影CTA

数字减影CTA的主要原理是通过平扫和增强两组数据,用减影软件对两组数据进行减影,即用增强后的容积数据减去增强前的容积数据,得到去骨后的血管图像。但在处理骨骼对颈部血管疾病空间定位和后处理操作方便性上仍然不够理想,另外仍然存在一些不足,如需要两次同样范围、同样参数的扫描,在获得CTA的同时增加了辐射剂量,而且易受病人移动等多种因素的影响等。

数字减影SmartPrep法:

(1)平扫。

①扫描范围从颈侧向头侧扫描,范围为主动脉弓(气管分叉)至颅底,包含颈动脉、椎动脉全程。扫描条件为100Kv,250mA。

②扫描条件为100Kv,250mA,层厚为5ml(主要是减少病人辐射剂量),重建为0.625或1ml,螺距为0.984:1。

③扫描时间为3.5s。

(2)增强。

①扫描范围、层厚、起始位置与结束位置、扫描时间、螺距选择与平扫同步。

②选择监测点颈3的颈内动脉血管(舌骨同一平面),阈值为120HU。

③延迟时间为6s,触发时间为6s。

④对比剂注射技术:经肘静脉以4.0~4.5ml/s注射速度注射非离子型造影剂(浓度为350碘佛醇、370的碘普罗胺、400碘美普尔等)50ml。

⑤对比剂注射完成后以4.0~4.5ml/s速度注射生理盐水40ml。

⑥扫描时间3.5s。

(3)数字减影Test – Bolus法。

先经肘静脉以4.0~4.5ml/s注射速度注射15~20ml造影剂,对比剂注射完成后以4.0~4.5ml/s速度注射生理盐水10ml延迟6s在颈4层面连续15次CT扫描,观察颈动脉造影剂浓度最高时的数字,以此作为该CTA数据获取最佳扫描时间。

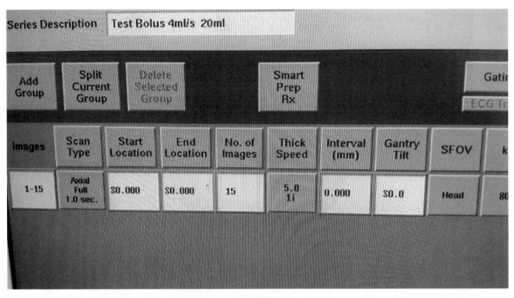

图 5 - 3　同一层面 15 次扫描图

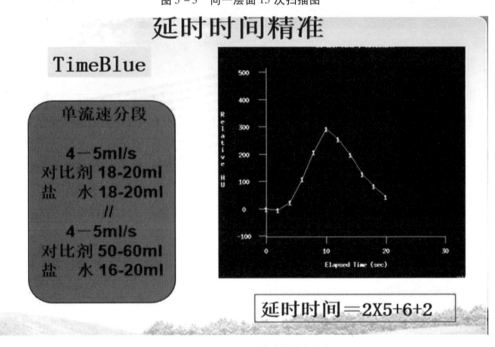

图 5 - 4　Test - Bolus 小剂量测试法

将延时时间的 18s 以此作为头颅 CTA 延迟扫描时间,分配在平扫和增强两阶段中。

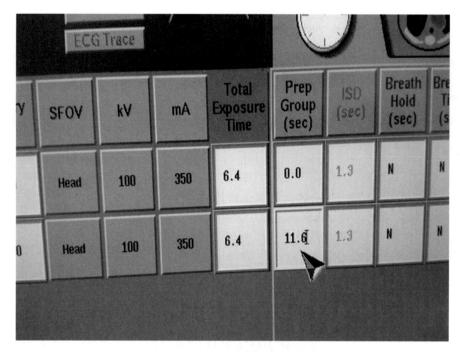

图 5 - 5　延迟时间分配

对于颈部至颅底 CTA,与此方法一样,只是扫描范围从主动脉弓至颅顶部。

●双能量 CTA

基于血液中碘成分与钙化或骨性成分在两种不同能量 X 线下的 X 线衰减率的差异,利用双能量扫描去除影响血管显示的骨性结构,将碘对比剂充盈的血管与骨骼相分离,该技术仅通过一次双能量 CT 增强扫描,利用特殊的双能量后处理软件又能满足诊断需要的头颅虚拟平扫图像,还能达到去骨化的 CTA 图像,减少病人接受的辐射剂量,降低了图像配准不良的概率。

三、临床病例

(一)颈动脉瘤

是动脉血管异常扩张,常见胸腹部主干血管、颅内动脉,主要病因为外伤或感染、动脉粥样硬化。

男 43 岁,无明显诱因发现左侧颈部包块 20 天,伴疼痛、声音嘶哑、吞咽困难,CTA 如图 5 - 6所示左侧颈总动脉假性动脉瘤。

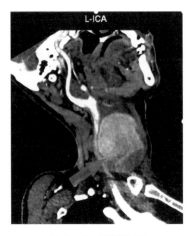

图 5 - 6 颈动脉瘤

（二）颈动脉夹层

分为外伤性和自发性夹层,是由内膜撕裂后,动脉血由于压力作用进入动脉管壁内,形成壁内血肿,也可以突入动脉内膜,形成内膜下夹层,引起动脉管壁狭窄,如果突入外膜,引起动脉管壁瘤样扩张。

女 75 岁,头晕、恶心、呕吐 2 月余,加重左侧肢体乏力麻木 10 余天,CTA 如图 5 - 7 左侧颈内动脉漂浮的移位内膜线(红色箭头)。

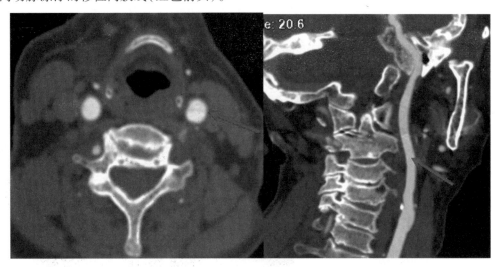

图 5 - 7 左颈内动脉夹层

第二节　颈部静脉系统

一、颈部静脉解剖

颈静脉属于上腔静脉系,上腔静脉由左右头臂静脉汇合而成,注入右心房。

头臂静脉:左、右各一,由同侧的颈内静脉和锁骨下静脉汇合而成,属于深静脉,颈外动脉属于浅静脉。

(1)面静脉。起自于内眦静脉,在舌骨大角汇入颈内静脉。

(2)下颌后静脉。属支有颞浅静脉、上颌静脉(翼静脉丛),前支注入面静脉,后支与耳后静脉、枕静脉汇合成颈外静脉。

(3)颈外静脉。属支下颌后静脉支、耳后静脉与枕静脉,注入锁骨下静脉或静脉角。

(4)颈前静脉。位于颈前正中线两侧,注入颈外静脉末端或锁骨下静脉,与颈静脉弓于胸骨柄上方吻合。

(5)颈内静脉。位于颈动脉鞘内,属支为乙状窦、岩下窦,颅外为面静脉、舌静脉、咽静脉、甲状腺上静脉、中静脉,与锁骨下静脉汇合成头臂静脉。

(6)锁骨下静脉。第1肋外侧续于腋静脉,属支腋静脉、颈外静脉,注入头臂静脉。

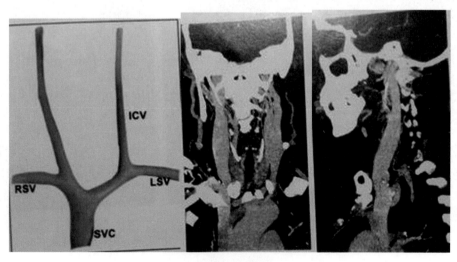

图 5 - 8　颈部静脉 CT 图

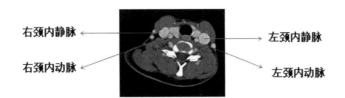

右颈内静脉 ← → 左颈内静脉

右颈内动脉 ← → 左颈内动脉

图 5－9　颈部血管 CT 图

二、颈部静脉血管 CTV 检查技术

数字减影方法 SmartPrep 法：

● 平扫

（1）扫描范围从颈侧向头侧扫描,范围为主动脉弓至颅底,包含颈动脉、椎动脉全程。

（2）扫描条件为 120Kv,200－350mA,,层厚为 5ml（主要是减少病人辐射剂量）,重建为 0.625 或 1ml,选择螺距为大螺距,层厚为 5ml,重建为 0.625 或 1ml,螺距 0.984∶1。

（3）扫描时间为 3.5s。

● 增强

（1）扫描范围、层厚、起始位置与结束位置、扫描时间、螺距选择与平扫同步。

（2）延迟时间为 20s。

（3）对比剂:经肘静脉以 4.0～4.50ml/s 注射速度注射非离子型造影剂（浓度为 350 碘佛醇、370 的碘普罗胺、400 碘美普尔等）50ml。

（4）对比剂注射完成后以 4.0～4.50ml/s 速度注射生理盐水 40ml。

（5）扫描时间为 3.5s。

（6）延迟时间为 6s,触发时间为 6s。

对于颈部至颅底血管 CTV,与此方法一样,只是扫描范围从主动脉弓至颅顶部。

三、临床病例

颈静脉血栓比较少见,容易忽视,其病因有很多,比如深静脉置管、感染等。

男, 39 岁,反复口腔溃疡 2 年,CTA 如图 5－10,右侧颈内静脉、头臂静脉及上腔静脉充盈缺损（红色箭头）,正常对侧颈内静脉（蓝色箭头）。

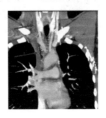

图 5－10　左颈部静脉血管血栓

第六章　上腔静脉 CT 血管成像

第一节　上腔静脉

一、上腔静脉解剖

上腔静脉是一条粗大的静脉干,主要收集右侧颈静脉、锁骨下静脉、左侧颈静脉和锁骨下静脉的血液,也就是头部和上肢的血液基本会汇合到上腔静脉,最后进入右心房。上腔静脉由左右头臂静脉在右侧第 1 胸肋结合处后方汇合而成,垂直向下行至升主动脉右侧,轻度向前弯曲,于第 4 胸椎水平奇静脉汇入,继续向前纵隔下行至第 3 肋软骨后方进入右心房。上腔静脉总长度约 6 ~ 8cm,直径约 1.5 ~ 2.0cm,横轴面呈现椭圆形或者圆形,常规为同层面升主动脉直径的 1/3 ~ 2/3。

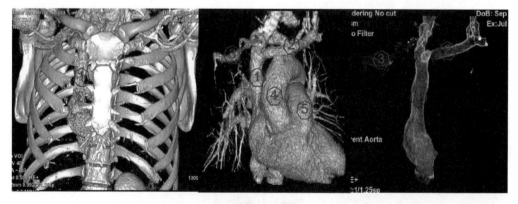

图 6 - 1

①上腔静脉　②左头臂静脉　③右头臂静脉　④升主动脉　⑤肺动脉

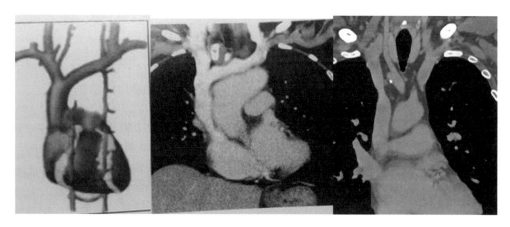

图 6 - 2　上腔静脉

上腔静脉具有如下解剖学特点：①血管壁薄,管腔无瓣膜,压力低,下段位于心包内;②上腔静脉左侧紧贴升主动脉,右侧有胸膜及右膈神经相伴,前有胸腺,后方为气管及右主支气管;③上腔静脉及无名静脉前方有右前纵隔淋巴链。上述解剖学特点,决定了上腔静脉容易受到多种病变的压迫、侵袭发生闭塞,引发上腔静脉综合征。

二、CTV 扫描技术

常规胸部(胸 1 椎体至右心房)CT 增强,就能显示上腔静脉影,但流经上腔静脉的高浓度对比剂会形成线束硬化伪影掩盖腔内血栓或其他病变的显示。

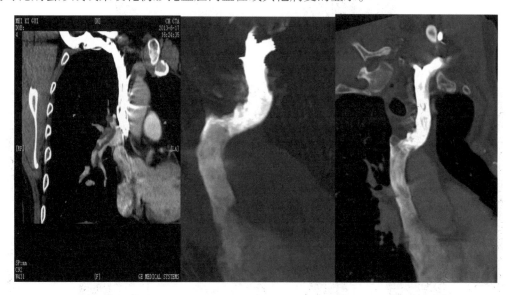

图 6 - 3　上腔静脉硬化征,注射对比剂后 10s 扫描的图像

经一侧上肢注射对比剂,对侧头臂静脉及双侧颈静脉中不含对比剂的血液可造成上腔静脉内对比剂混合不均,产生血流相关伪影,严重影响对上腔静脉及邻近结构的观察,限制

了 CTV 在上腔静脉病变检查中的应用。

主要通过注射稀释后的低浓度对比剂和延迟扫描方法来进行的。

扫描参数:管电压 120kV,有效管电流 250mA,层厚 5mm,重建 1.25mm,扫描时间 10s。

1.经单侧肘前静脉注入按 1:7 比例(1 的对比剂,7 的盐水)稀释后的对比剂 120ml,注射速率 3.0ml/s,延迟时间 25~30s、60s 进行扫描。

扫描范围:第 1 胸椎椎体至右心房。

2.是经单侧肘前静脉注入的对比剂 85ml(低浓度如 300 碘海醇),注射速率 3.0ml/s,延迟时间 60s 进行扫描,经过体循环后就可以避免上腔静脉硬化征,但易造成上腔静脉内对比剂混合不均,产生血流相关伪影。

扫描范围:第 1 胸椎椎体至右心房。

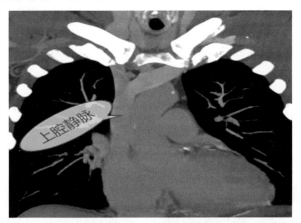

图 6-4 上腔静脉 60s 后图像(注射对比剂 85ml)

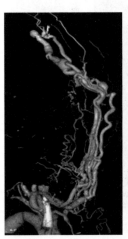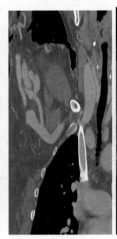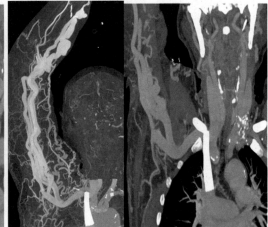

图 6-5 上腔静脉支架术后上腔静脉 60s 后图像(注射对比剂 85ml)

3. 动态 500 排。

大范围连续往复扫描,得到一段时间内的动态影像,同时可获得不同时间点的图像,完成扫描范围内不同时相的观察、动态观察以及灌注功能观察。在正常血管动态 500 排的检查中,通过一次扫描即可得到不同时期的血管图像,连续观察造影剂的循环状态,也可以选择最佳静脉期进行上腔静脉 CTV 成像。

扫描参数:

1. 定位像扫描,确定扫描范围,第 1 胸椎椎体至右心房。

2. 探测器宽度 40 mm,层厚 5 mm。

3. 螺距,SFOV 0.984∶1、1.375∶1。

4. 覆盖时间或 pass 数目:根据临床需要,如果数据要进行灌注分析,18pass,总覆盖时间取决于每个 pass 的时间和 pass 数目,40.4 秒。

5. 球管转速为 0.4s,100Kv,自动毫安秒。

6. 对比剂注射技术,经肘静脉以 4.0~4.5ml/s 注射速度注射非离子型造影剂(300 碘海醇等)50ml, 对比剂注射完成后以 4.5ml/s 速度注射生理盐水 40ml。

7. 将所有图像重建成 1.0mm 传至工作站进行血管成像。

三、临床病例

● 双上腔静脉

病人右侧上腔静脉及左侧上腔静脉同时存在,一般来说,这种情况比较罕见,而且,双上腔静脉可以分为多种类型,比如双上腔静脉不伴左头臂静脉,其中左上腔静脉汇入冠状窦,双上腔静脉伴左头臂静脉,左上腔静脉汇入冠状窦,左上腔静脉汇入左心房。在临床上,要重视双上腔静脉的出现,如果要进行中心静脉置管时,要警惕病人是否有双上腔静脉,若出现双上腔静脉,不容易识别静脉导管的位置。

病人,男,48 岁,胸痛 1 周入院,行胸部增强检查。

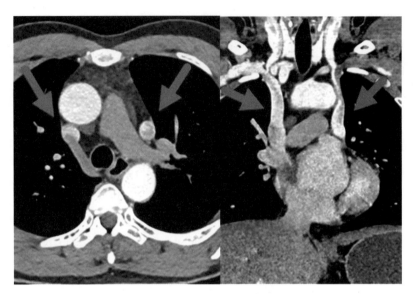

图6-6 上腔静脉变异(双上腔静脉)

●上腔静脉阻塞综合征

又称上腔静脉阻塞综合征,是指各种原因引起上腔静脉及其主要属支完全或不完全阻塞,导致上腔静脉系统血液回流受阻所产生的一系列症状。在临床上,上腔静脉综合征病人通常有颜面部和颈部水肿、颈静脉怒张、咳嗽、呼吸困难及上肢静脉压升高症状。

病人,男,85岁,发现纵隔占位入院

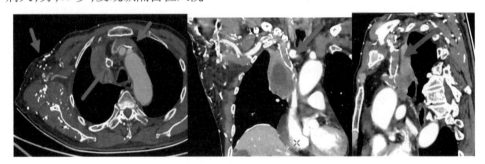

图6-7 上腔静脉阻塞

第七章 肺部 CT 血管成像

第一节 肺动脉

一、肺动脉解剖

肺动脉是输送静脉血至肺的功能血管,主干起自右心室肺动脉口,在主动脉弓下方分为左、右肺动脉。左肺动脉较短且位置高,在左主支气管前方横行,而后分为上、下两支进入左肺的上、下叶;右肺动脉较长且位置低,向右侧经升主动脉和上腔静脉的后方、奇静脉弓下方进入右肺,入肺门后即分出右肺上叶动脉,本干继续右下行称为叶间动脉,叶间动脉在斜裂处分为右肺中叶和下叶动脉。左、右肺动脉入肺后的分支多与支气管分支伴行。

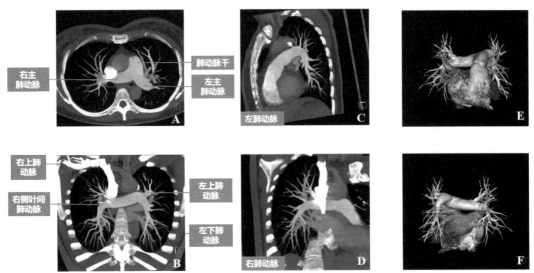

图 7-1 A—D,正常肺动脉最大密度投影图;E—F,正常肺动脉容积再现图

二、肺动脉 CTA 扫描技术

肺部血管疾病需要两期扫描,肺动脉对比剂显影时间比较快,CT 延迟时间为注射对比剂后的 7s,相对于肺动脉期,此时右心房、右心室及肺动脉显影,第二期延迟时间为注射对比剂后 21～23s,此时肺动脉、肺静脉均可显示,扫描方法有以下几种。

●SmartPrep 法,智能跟踪法

1. 按照肺动脉 CTA 扫描程序,病人采取仰卧位,足先进,双上肢举于头的两侧,先行胸部冠状定位像。

2. 扫描范围为肺尖部至双肺后肋膈角;ROI 置于肺动脉主干,阈值为 120hu,延迟时间 5s,触发时间为 2s(有机型触发时间 6s,所以阈值就只能设为 50hu)。

3. 注射速度:肘静脉以 4.5ml/s(4～4.5ml/s)注射非离子型造影剂(浓度为 350 碘佛醇、370 的碘普罗胺、400 碘美普尔等)。

4. 对比剂剂量为 40ml。

5. 生理盐水为 4.5ml/s,40ml。

6. 扫描参数:管电压 120kV,有效管电流 250mA,层厚 5mm,重建 1.25mm。

7. 扫描时间 6s。

8. 第一期从肺底部扫至肺尖部,间隔时间为 2s,第二期再从肺尖至肺底。

●Test – Bolus 法(小剂量测试法)

1. 按照肺动脉 CTA 扫描程序,病人采取仰卧位,足先进,双上肢举于头的两侧,先行胸部冠状定位像。

2. 扫描范围为肺尖部至双肺后肋膈角。

3. 先经肘静脉以 4.5ml/s 注射速度注射 15ml 造影剂,对比剂注射完成后支 4.5ml/s 速度注射生理盐水 20ml,在肺动脉主干连续 15 次 CT 扫描,观察肺动脉中造影剂浓度达到最高数字,以此作为该 CTA 数据获取最佳扫描时间。

4. 对比剂剂量:肘静脉以 4.5ml/s 注射非离子型造影剂(浓度为 350 碘佛醇、370 的碘普罗胺、400 碘美普尔等)40ml。

5. 生理盐水为 5.0ml/s,40ml。

6. 扫描参数:管电压 120kV,有效管电流 250mA,层厚 5mm,重建 1.25mm。

●能谱肺动脉

1. 按照能谱肺动脉 CTA 扫描程序,病人采取仰卧位,足先进,双上肢举于头的两侧,先行胸部冠状定位像。

2. 扫描范围为肺尖部至双肺后肋膈角;ROI 置于肺动脉主干,阈值为 50hu,延迟时间 5s,

触发时间为4s。

3. 注射速度:肘静脉以5.0ml/s,注射非离子型造影剂(浓度为350碘佛醇、370的碘普罗胺、400碘美普尔等)50ml。

4. 对比剂剂量为20ml。

5. 生理盐水为4.5ml/s,40ml。

6. 扫描参数:能谱管电压80~140Kev,有效管电流250mA,层厚5mm,重建1.25mm,重建一组40Kev,0.625mm。

7. 扫描时间6s。

8. 第一期从肺尖部扫至肺底,间隔时间为2s,第二期再从肺尖至肺底。

●动态500排

大范围连续往复扫描,得到一段时间内的动态影像,同时可获得不同时间点的图像,完成扫描范围内不同时相的观察、动态观察以及灌注功能观察。在正常血管动态500排的检查中,通过一次扫描即可得到不同时期的血管图像,连续观察造影剂循环状态,也可以选择最佳动脉期进行肺动脉CTA成像。

扫描参数:

1. 定位像扫描,确定扫描范围,第1胸椎椎体至右心房。

2. 探测器宽度40 mm,层厚5 mm。

3. 螺距,SFOV 0.984:1、1.375:1。

4. 覆盖时间或pass数目,根据临床需要,如果数据要进行灌注分析,18pass,总覆盖时间取决于每个pass的时间和pass数目,40.4 秒。

5. 球管转速为0.4s,100Kv,自动毫安秒。

6. 对比剂注射技术,经肘静脉以4.5ml/s(4.5−5.0ml/s)注射速度注射非离子型造影剂(浓度为350碘佛醇、370的碘普罗胺、400碘美普尔等)50ml,对比剂注射完成后4.5ml/s速度注射生理盐水40ml。

7. 将所有图像重建成1.0mm传至工作站进行血管成像。

三、临床病例

肺动脉栓塞就是肺动脉及其分支的血管被内源性或外源性栓子堵塞,肺动脉是外周的血循环通过静脉回流到右心,然后再通过肺动脉到肺部,血栓的主要来源有一些血凝块、细菌菌栓、癌栓、脂肪栓子、羊水栓子、空气栓子等。

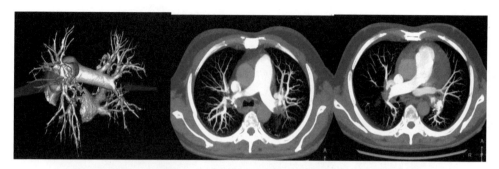

图7-2 肺动脉栓塞 VR 及 MIP 图

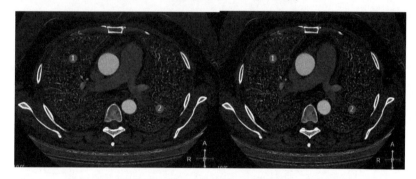

图7-3 能谱中的碘(水)基图显示栓塞处肺血管低灌注

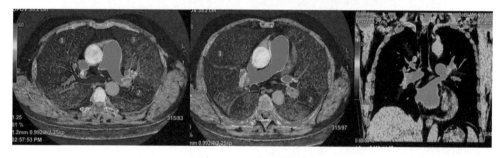

图7-4 能谱中微彩图

第二节 肺静脉

一、肺静脉解剖

肺静脉左、右各两支,分别为左上、左下肺静脉和右上、右下肺静脉,其中左上、左下肺静脉各自收集左肺上、下叶的动脉血,右上肺静脉收集右肺上、中叶的动脉血,右下肺静脉收集右肺下叶的动脉血。左上、左下肺静脉和右上、右下肺静脉均直接注入左心房。

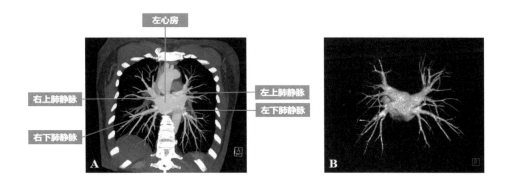

A:正常肺静脉最大密度投影图　　　　　B:正常肺静脉容积再现图

图 7 - 5

二、肺静脉血管 CTV 检查技术

●Smart - Prep 法

1. 按照肺动脉 CTA 扫描程序，病人采取仰卧位，足先进，双上肢举于头的两侧，先行胸部冠状定位像。

2. 扫描范围为肺尖部至双肺后肋膈角；ROI 置于左心房，阈值为 130hu，延迟时间 6s，触发时间 6s。

3. 造影剂总量为 70ml。

4. 注射速度：肘静脉以 4.5ml/s（4 ~ 4.5ml/s）注射非离子型造影剂（浓度为 350 碘佛醇、370 的碘普罗胺、400 碘美普尔等）。

5. 生理盐水为 5.0ml/s，40ml。

6. 扫描参数：管电压 120kV，有效管电流 250mA，层厚 5mm，重建 1.25mm。

7. 扫描时间 10s。

8. 第一期从肺底部扫至肺尖部，间隔时间为 2s，第二期再从肺尖至肺底。

●动态 500 排

大范围连续往复扫描，得到一段时间内的动态影像，同时可获得不同时间点的图像，完成扫描范围内不同时相的观察、动态观察以及灌注功能观察。在正常血管动态 500 排的检查中，通过一次扫描即可得到不同时期的血管图像，连续观察造影剂的循环状态，也可以选择最佳静脉期进行肺静脉 CTV 成像。

扫描参数：

1. 定位像扫描，确定扫描范围，肺尖部至肺底部。

2. 探测器宽度 40 mm，层厚 5 mm。

3. 螺距为 SFOV 0.984∶1、1.375∶1。

4. 覆盖时间或 pass 数目：根据临床需要，如果数据要进行灌注分析，18pass，总覆盖时间取决于每个 pass 的时间和 pass 数目，40.4 秒。

5. 球管转速为 0.4s，100Kv，自动毫安秒。

6. 对比剂注射技术，经肘静脉以 4.5ml/s(4.5 ~ 5.0ml/s)注射速度注射非离子型造影剂（浓度为 350 碘佛醇、370 的碘普罗胺、400 碘美普尔等）50ml，对比剂注射完成后以 4.5ml/s 速度注射生理盐水 40ml。

7. 将所有图像重建成 1.0mm 传至工作站进行血管成像。

三、临床病例

肺动静脉瘘，又称先天性肺动静脉瘘，是指肺动脉和肺静脉之间未经过肺部毛细血管网而直接相通，肺动脉内的静脉血未经氧合直接流入肺静脉，并经右心到达体循环，从而导致动脉血氧饱和度下降，进而引起以缺氧为主的一系列临床表现。

病人，女，32 岁，活动后胸闷气短 2 年余，加重 1 月，行 CTA 检查，如图 7 - 6 所示。

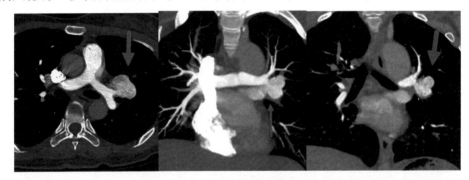

左肺动静脉瘘二维图

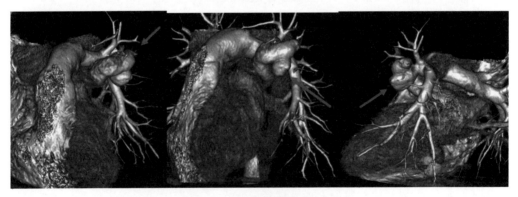

图 7 - 6　左肺动静脉瘘 VR 图

第八章　胸主动脉 CT 血管成像

第一节　胸主动脉

一、胸主动脉解剖

主动脉从左心室发出，分为升主动脉、主动脉弓及降主动脉。降主动脉以膈肌主动脉裂孔为界，又分为胸主动脉和腹主动脉。

（一）升主动脉

升主动脉约平第 3 肋软骨水平起自左心室，向右前方上升至第 2 胸肋关节后与主动脉弓衔接，总长约 5cm。升主动脉右侧与上腔静脉毗邻，左前方与肺动脉毗邻，后方与右肺动脉、右肺静脉和右支气管毗邻。升主动脉起始部，也就是主动脉瓣之后有三个扩张的部分，称为主动脉窦，详见冠状动脉部分。

（二）主动脉弓

与升主动脉衔接后呈弓状向左后方弯曲，至第 4 胸椎左侧与降主动脉衔接。主动脉弓前方与胸腺紧密相邻，后方与气管、气管叉和食管毗邻，向下与肺动脉及左主支气管毗邻。主动脉弓有三大分支，从左到右分别为左锁骨下动脉、左颈总动脉和头臂干。头臂干为一短干，又分为右颈总动脉和右锁骨下动脉。

（三）降主动脉

上衔接于主动脉弓，于心脏后方沿脊柱移行至第 12 胸椎平面经膈肌主动脉裂孔移行为腹主动脉。

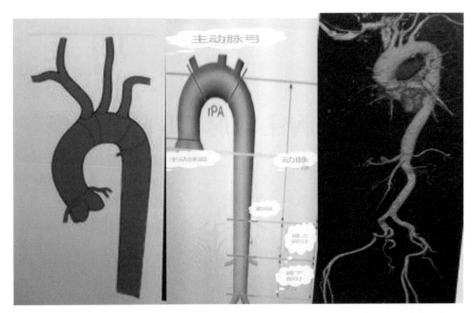

图 8 - 1　主动脉弓

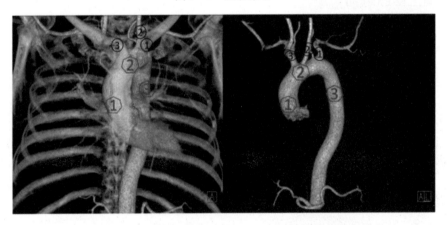

① 升主动脉　　② 主动脉弓　　③ 降主动脉

① 左锁骨下动脉　② 左颈总动脉　③ 头臂干

图 8 - 2　胸主动脉

二、扫描技术

一般来说,胸主动脉 CTA 由于血管管径大、受心脏搏动影响较小,可直接采用 Smart - Prep 法。

1. 按照主动脉 CTA 扫描程序,病人采取仰卧位,足先进,双上肢举于头的两侧,先行胸部冠状定位像。

2. 扫描范围为肺尖部至双肺后肋膈角下 3cm;ROI 置于降主动脉干,阈值为 160hu,延迟时间 10s,触发时间 6s。

3. 造影剂总量为 85ml。

4. 注射速度:肘静脉以 4.5ml/s(4 ~ 4.5ml/s)注射非离子型造影剂(浓度为 350 碘佛醇、370 的碘普罗胺、400 碘美普尔)。

5. 生理盐水:4.5ml/s,40ml。

6. 扫描参数:管电压 120kV,有效管电流 250mA,层厚 5mm,重建 1.25mm,扫描时间 8s。

7. 螺距:SFOV 0.984∶1、1.375∶1。

特别要注意,有时会把检测点置于假腔里或壁内血肿里,阈值就达不到160hu,会错过最佳扫描期,这样扫描出来血管浓度达不到要求,有以下两种办法解决:第一种,在平扫检测层上,一般情况下,真腔的密度要略高于假腔的密度;第二种,在监测层面上,同时放上两个 ROI,只要其中一个 ROI 达到阈值,就可启动扫描。对于要观测三个主动脉窦及瓣,则需要选择大螺距,扫描时间为 2s 左右。

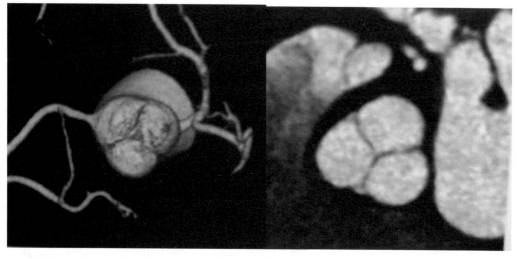

图 8 - 3　主动脉窦

三、临床病例

1. 主动脉夹层是心血管疾病中的一种高危重症,发病突然,进展迅速;主动脉夹层、主动脉壁内血肿和穿透性动脉粥样硬化性溃疡统称为急性主动脉综合征。主动脉夹层形成原理:主动脉中膜弹力组织和平滑肌在外力作用下(高血压或血流动力学改变)出现裂缝,在主动脉腔与中膜间发生交通,血流进入中膜层,内膜与中膜分离,形成真假两个腔隙或夹层内血肿形成。撕裂入口常位于主动脉瓣上方或主动脉峡部;远端出现另一破口,即出口;入口和破口可为一个也可为多个;入口和出口间形成一通道,即假腔;撕裂的管道由于受血流的冲击作用常常为螺旋形剥离。

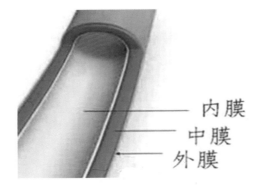

内膜

中膜

外膜

图 8-4 主动脉结构

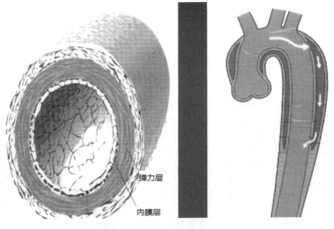

弹力层

内膜层

图 8-5 主动脉夹层

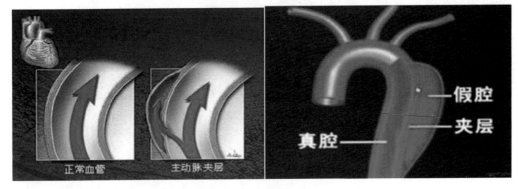

正常血管　　　主动脉夹层

假腔

夹层

真腔

图 8-6 主动脉夹层

2. 根据主动脉夹层累及的部位和范围,临床上最常用的有 DeBake 分型及 Stanford 分型。

1965 年,DeBakey 按夹层动脉瘤发生的部位和范围分为三种类型,在临床上得到广泛应用。

Ⅰ型:内膜破裂处位于升主动脉,主动脉壁剥离范围起源于升主动脉,累及主动脉弓、降主动脉,并可延伸到腹主动脉。

Ⅱ型:内膜破裂处位于升主动脉,主动脉壁剥离范围局限于升主动脉。

Ⅲ型:内膜破裂处位于左锁骨下动脉开口远端的近段降主动脉。主动脉壁向降主动脉方向剥离,可延伸到腹主动脉,但不涉及升主动脉壁。

Stanford 的分型,根据破口位置分类,以左锁骨下动脉为分界点分为两型。

A 型:撕裂内膜瓣起源于升主动脉,伴或不伴有降主动脉累及。

B 型:撕裂内膜瓣起源于左锁骨下动脉以远的主动脉。

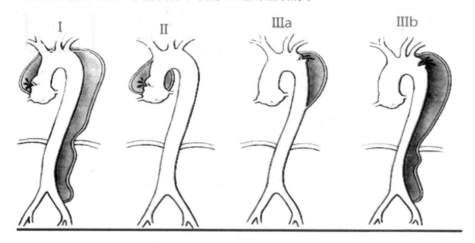

图 8-7　病例主动脉夹层 DeBakey Ⅰ型(Stanford A)

病人,男,50 岁,病人于 2 小时前无明显诱因出现心前区疼痛,持续性,伴出冷汗、头晕,自行给予硝酸甘油等药物,症状无缓解。

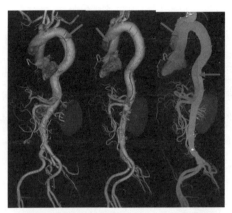

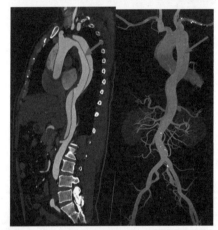

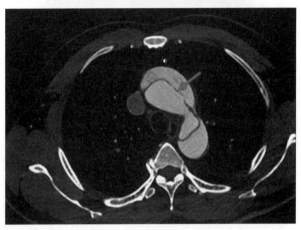

图 8-8　主动脉夹层 I 型

　　病人,女,71 岁,病人于 3 天前无明显诱因出现胸背部撕裂样疼痛,无头晕,无明显其他不适。

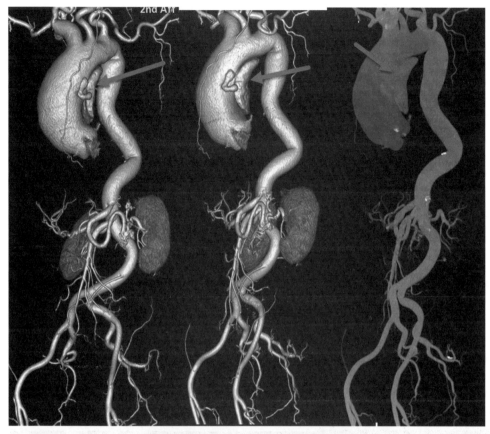

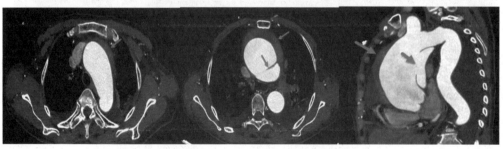

图 8 – 9　主动脉夹层 DeBakey Ⅱ(Stanford A)

病人,男,63 岁,病人于半小时前无明显诱因出现胸腹部疼痛,伴头晕,无明显不适。

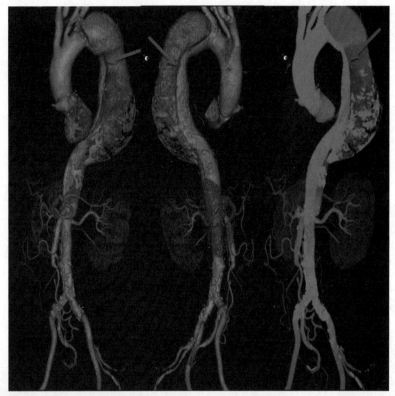

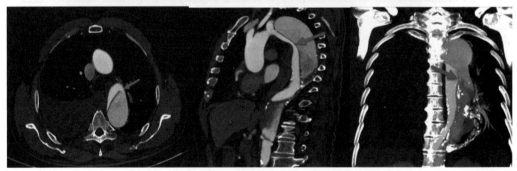

图 8 - 10 主动脉夹层 DeBakey III(Stanford B)

胸主动脉瘤是指局限性或弥漫性主动脉扩张,血管壁仍保持完整。一般认为,胸主动脉管腔局部扩大,邻近主动脉管径比较,管径超过 1/3 可诊断为主动脉瘤,病因可能为动脉粥样硬化、感染、创伤、梅毒。主动脉瘤发生率相对较低,胸主动脉瘤症状常见为胸背痛,可为持续性和阵发性的隐痛、闷胀痛或酸痛,突发性撕裂或刀割样胸痛,类似主动脉夹层临床表现。

病例:升主动脉瘤

病人,女,55 岁,病人自诉劳累后胸痛 5 年余,近几年来出现活动后气短、胸痛伴疲乏、头昏,休息后可缓解,一周前上述症状明显加重。

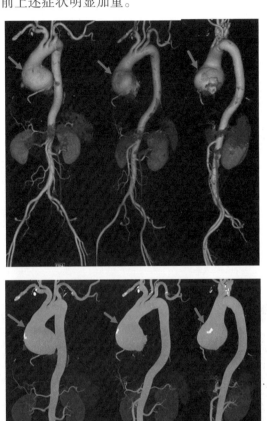

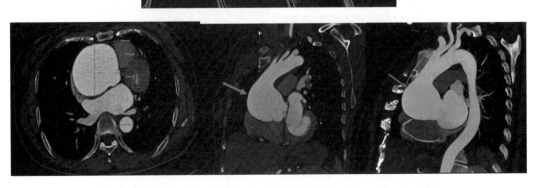

图 8-11 升主动脉瘤

主动脉壁内血肿是由于主动脉滋养层血管自发破裂出血在中膜内形成血肿所致,

也被称为没有内膜破口的主动脉夹层或不典型主动脉夹层。壁间血肿与夹层可有同样的临床表现,分型也可以沿用夹层的分型,需要结合多期图像观察对比剂是否延迟进入假腔。壁间血肿急性期CT平扫呈高密度改变。

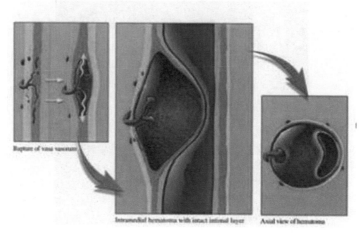

图 8 - 12　主动脉滋养血管、中膜营养血管自发破裂

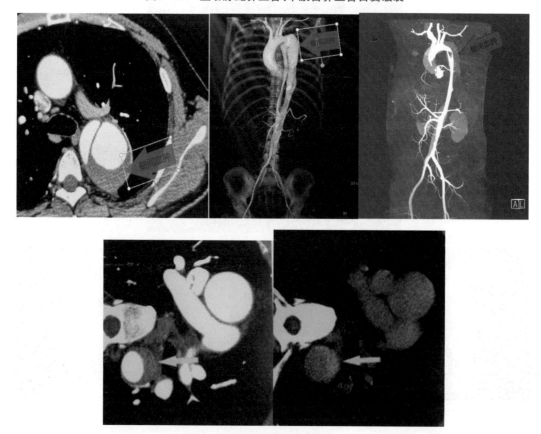

图 8 - 13　壁间血肿

第九章 冠状动脉和静脉的 CT 血管成像

第一节 冠状动脉

一、冠状动脉大体解剖

心脏作为全身的泵血器官,需要不停地搏动以维持全身组织器官的正常生命活动,但同时心脏其本身也需要血液供应来提供营养及保持动力。供给心脏营养的血管包括冠状动脉及静脉,也称作冠脉循环。冠状动脉、毛细血管和冠状静脉是冠脉循环的主要构成血管,冠状动脉由主动脉根发出,走形于心脏表面,逐渐分出许多分支,包绕整个心脏,穿过心肌全层,经毛细血管流入冠状静脉,其中大部分经冠状静脉窦回流到右心房,少部分直接进入右心房。

(一)冠状动脉

冠状动脉是供给心脏血液的动脉,起于主动脉根部,分左右两支,开口均位于窦管(ST)交界 10mm 以内的范围。正常情况下,走行于心脏表面的冠状动脉血管阻力较小,小于总体冠状动脉阻力的 5%。血管从心外膜进入心肌内后,可分为两类:一类呈丛壮分散支配心室壁外、中层心肌;一类是垂直进入室壁直达心内膜下(即穿支动脉),血管内径几乎没有减小,并在心内膜下与其他穿支动脉构成弓状网络,然后再分出微动脉和毛细血管。由于冠状动脉在心肌走行时会受到心脏收缩时的挤压影响,因此只有在心脏舒张时心肌才能得到足够的供血。

● 左心冠状动脉

左冠状动脉主干(LMS)通常起源于左冠窦,位置低于右冠状动脉(RCA)开口平面,走行于左心耳及肺动脉主干之间,长度 1~2cm,也可见无主干者。LMS 在左冠状沟内分为左前降支(LAD)及左旋支(LCX)。

1. 左前降支。

左前降支是左冠状动脉的延续,前降支与左旋支之间形成的夹角为60°～90°不等,常见为90°。前降支沿前纵沟向下走行,起始段位于肺动脉后部,远端绕过心尖至心脏膈面,止于后纵沟下1/3,其发出分支供应左心室、前壁、心尖部及室间隔下2/3区的心肌。有时前降支一段潜入浅表心肌称作"心肌桥",由于心肌收缩,心肌桥易收缩从而造成心肌缺血,引起心绞痛。左前降支分支如下。

对角支(左室前支):对角支是前降支以锐角形式向左侧发出的较大动脉分支,80%有3～5个小分支组成,最多可有9支,供血左室前壁中下部、左缘及心尖部心肌。左室前支的第一分支称为对角支,分布在左室上、中部。

右室前支:由前降支向右室前壁分出的几个小分支组成。靠近前纵沟右侧,第一支约在肺动脉水平分出,分布在肺动脉漏斗部,呈漏斗支或圆锥支,与右冠状动脉分出的圆锥支吻合成动脉环,称之 Vieussens 环。圆锥发出一支细长的分支,分布于肺动脉和主动脉起始部。

室间隔动脉:室间隔动脉包括室间隔前动脉、室间隔后动脉和房室节动脉,其中室间隔前动脉由副前降支或左冠状动脉主干发出,后两者由前降支发出,室间隔动脉负责供应室间隔前2/3区域的血流。

2. 左旋支。

左旋支从左冠状动脉主干发出后,行走于左侧冠状沟内,向左绕过左心缘向后至心脏膈面,终止于左心缘和房室交界的膈面,其中10%的左旋支下行至后室间沟形成后降支,供血给左室侧壁、前壁、后下壁和左房,其分支如下。

左室前支:从左旋支近端发出,一般为2～3支,较细、短,分布于左室前上部。

左缘支:自近左心缘处由左旋支分出,也有从左旋支起始部分支,沿心脏左缘下行至心尖部。

左室后支:左室后支主要分布在左室膈面,数目差异较大,左旋支越过房室交界后可见增多。

左房支:左房支由三组动脉组成,是左旋支向上分出的动脉,分别为左房前支、左房中间支、左房后支。

● 右冠状动脉

右冠状动脉起源于主动脉右窦,在右心耳与肺动脉干根部之间进入冠脉沟,绕行至房室交点处形成一"倒 U"形弯曲并延续为后降支,即后室间支。右冠动脉沿途发出以下分支。

动脉圆锥支:分布于动脉圆锥,与左冠状动脉的同名支吻合,绕行在右室流出道周围,圆锥支及窦房结动脉(另一近端分支)为右室流出道、右心房及窦房结供血。

右缘支:此支粗大,沿心下缘左行向心尖。

窦房结支:在起始部位由右冠主干发出(部分起自左冠状动脉)。

房室节支:起自右冠动脉,行向深面至房室节。

后室间支:为右冠状动脉的终支,与左冠状动脉的前降支相吻合,沿途分支左右心室后壁,同时分支至室间隔后1/3。

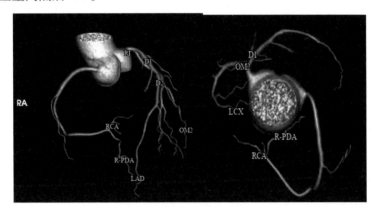

图9-1　VR图

RCA 右冠脉;RPD 后降支;LCX 左冠脉回旋支；OM 钝缘支；PD 后降支;LAD 左冠脉前降支;D1 第一对角支;D2 第二对角支。

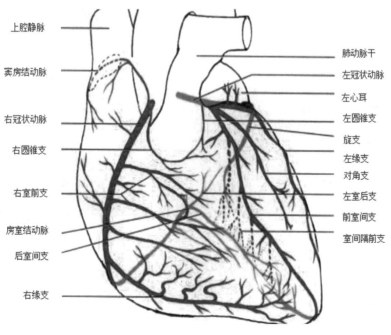

图9-2　解剖R图

（二）冠状静脉

由于心脏静脉系统的变异,将心脏静脉分为以下几部分:心脏大静脉、冠状窦及其属支、心前静脉。

● 心大静脉

心大静脉引流左、右心室、左心房及室间隔前部和大动脉根部的静脉血。该静脉第 1 段为前室间静脉,起始于前室间沟下 1/3 或前室间沟中 1/3,少部分起始于心尖部。此静脉伴行左冠状动脉前室间支向上。静脉主干与属支在不同高度越过前室间支的浅或深面。前室间静脉多位于伴行动脉左侧,少部分位于右侧,沿途接受 4~6 支左室前静脉、2~3 支右室前静脉和 5~7 支细小前室间隔静脉,斜向左上达冠状沟续于心大静脉第 2 段左冠状静脉。

左冠状静脉沿冠状沟转向心脏膈面,向上经左冠状动脉分叉处突向左室主动脉口形成角静脉。左冠状静脉多收集前室间隔静脉、左室前静脉 3~4 支、左房前静脉、左缘静脉 1~2 支和左房斜静脉后,呈 180°注入冠状窦。心大静脉开口处大多存在半月形 Vieussen 氏瓣。左缘静脉与左缘支伴行向上,越过左缘支注入左冠状静脉。

● 冠状窦及其属支

冠状窦位于心包斜窦下缘的左房室沟,向右越过房间隔,于下腔静脉口和右房室口之间注入右心房,主要分支包括左室后静脉、心中静脉、心小静脉,其中心中静脉走行于后室间沟,与右冠状动脉后室间支伴行,接收来自心底面以及室间隔大部的静脉血流。心小静脉走行于右房室间沟下部,与右冠状动脉主干伴行,接收来自右心室膈面的静脉血流。

● 心前静脉

该静脉为 1~3 支,向上跨冠状沟,注入右心房。

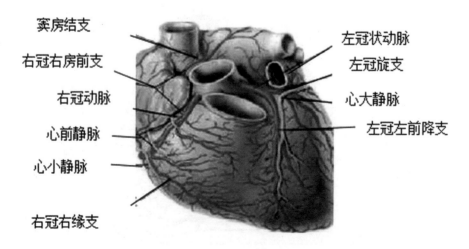

窦房结支
右冠右房前支
右冠动脉
心前静脉
心小静脉
右冠右缘支
左冠状动脉
左冠旋支
心大静脉
左冠左前降支

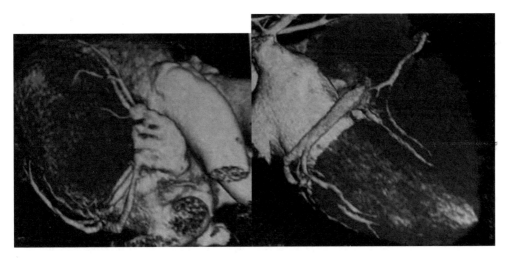

图 9-3　VR 图

二、扫描技术

螺旋 CT 冠状动脉血管造影(冠脉 CTA)以其无创性、简便、检查时间短及费用低等特点,在冠心病筛查、诊断和冠脉搭桥术后、冠脉介入术后复查等获得临床肯定和病人接受。

随着 CT 机功能开发及升级,特别是近阶段对心脏成像技术发展,更多的心脏扫描序列被开发出来。如 GE 可以在不到 5s 时间内完成心脏扫描,使心脏 CT 成为临床常规;后来发展的 128 排、320 排 CT,其中 320 排 CT 可以在一个心动周期内完成全心的扫描;西门子第二代双源 CT 机,它采用两套 X 射线发生装置,X 线球管 2 个,球管 A 和球管 B,且成 90°,最大电压 140kV,最小电压 80 kv,机架旋转 90°就可以获得 180°的数据,机架旋转一周时间为0.28s。

影响冠脉 CTA 成像有多种因素:①病人自身因素,如心率、呼吸、心律、病人精神状态;②环境因素,如病人进入扫描床,心情紧张,或在注射造影剂时,造影剂在身体发热而紧张,还有高速旋转 CT 机带来声音所造成紧张;③机器的因素,如机器重建算法、球管转速以及成像时间等种种因素影响,其中心率是影响其成像质量最重要的因素之一,也是主要原因。冠状动脉运动是有规律。冠脉 3 个主要分支在心动周期的不同期相有着不同运动速度和幅度,左前降支及回旋支趋于左心室运动,右冠脉则与右心室运动同步并与回旋支一起,在心脏舒张中后期易受心房收缩影响,在三分支中,左前降支运动最不明显,右冠脉运动最明显,尤其右冠脉中段,所以经常看到 CT 右冠脉影像的运动伪影。CT 冠脉成像检查成功与否受多种因素影响,其中心率的影响最显著。心率加快,心动周期缩短,要得到完美的冠脉图像,就要求 CT 具有更高的时间分辨率,然而冠状动脉运动伪影对图像质量影响仍然是一个不可回避的问题。病人心率不能超过 65 次/分,心律要齐,如果心率过快,触发的扫描舒张

97

末期时间过短,心房开始搏动,易出现右心房搏动伪影；如果心律不整齐,预测的数据采集期相就不准,突然增快或减慢的心率会使数据采集过晚或过早而产生伪影。所以,控制病人的心率有助于减轻或消除冠状动脉的运动伪影,心率越慢,冠状动脉CT血管成像的图像质量越佳。从冠脉CT成像原理上来说,心率越快,时间分辨率也需相应的提高,较快的心率除了图像出现伪影的机会较高外,图像后处理的时间也明显延长。做到在平稳、低心率状态下进行冠脉CT扫描,是终极目标和方向。

(一)如何控制心率

倍他乐克是一种心脏选择性β1受体阻滞剂,广泛应用于临床,其降低心率及血压,控制劳力性心绞痛,对部分心律失常、心力衰竭有一定疗效,特别是控制心率效果明显。根据病人基础心率决定服用剂量,倍他乐克剂量每片为25mg。

1. 心率低于60次/分,可以直接检查。

2. 心率高于60次/分,建议舌下含服倍他乐克。

3. 心率超过65次/分,必须舌下含服倍他乐克。

4. 足量一次性给药。

5. 按病人体重给药,不应少于每公斤体重1mg,或根据基础心率多少给药。

65次/分及以下,舌下含服倍他乐克50毫克;70~75次/分,舌下含服倍他乐克50~62.5毫克;75~80次/分,舌下含服倍他乐克75~87.5毫克。

对于心率超过80次/分,西门子第二代双源CT机,GE的Revolution宝石CT机,0.28s就可以把心脏扫描完,无需控制心率。

如果药物控制心率效果欠佳,对于CT机软件,一般可以采取回顾性心电门控、多扇区扫描、多期相重建。

(二)如何训练病人闭好气

1. 由于呼吸原因导致错层,超过50%。

2. 如果呼吸控得好,心率波动明显减低。

3. 屏气5~7s后心率开始下降并平稳。

一般情况下,训练病人腹式呼吸,然后屏住气20s左右,看看腹部有无轻微上下起伏,多训练几次;对于年龄大的、体质虚弱的病人,如果心率比较平稳,心率不超过65次/s,可选择西门子双源CT机大螺距心脏Flash序列,可以不用屏气,但图像噪声大,对于年纪大、心率高、屏气困难的可使用GE的Revolution CT,不需要训练闭气。

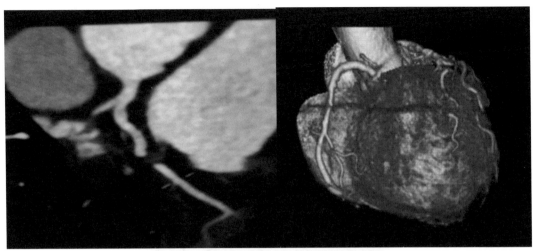

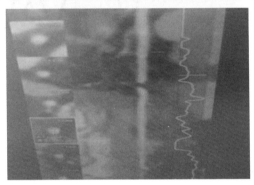

错层

图 9 - 4　VR 图

心脏的基本活动是电活动及机械活动,每个心动周期中都是电活动在前,机械活动在后,两者相差 40 ~ 60 ms。在心电图上,心脏收缩期对应从 QRS 波后 50 ms 至 T 波结束。心室收缩期分为三期:①等容收缩期,心室开始收缩,房室瓣关闭,主动脉瓣关闭,心室处于密闭状态,室内压急剧上升,但心室肌纤维长度不变,此期历时约 50 ms;②快速射血期,心室肌收缩,血液射入主动脉,此期占时约 100 ms;③减慢射血期,心室容积缩小缓慢,射血减慢,历时约 140 ms。采用 flash spiral 扫描单个心动周期成像时在快速射血期后(即 QRS 波后 150 ms) 至 P 波开始前完成扫描,方可获得较好的图像质量。高心率病人(以 100 次/分为例) RR 间期 20% 为 120 ms,恰好在减慢射血期开始扫描,此时心室运动相对较小,故运动伪影少,适合 CCTA 采集数据。

冠状动脉运动是有规律的:冠状动脉 3 个主要分支在心动周期的不同期相有着不同运动速度和幅度。左前降支及回旋支随着左心室运动,右冠脉与右心室同步运动,并同回旋支一起,在心脏舒张中后期易受心房收缩影像。三分支中,左前降支运动最不明显,右冠脉运动最明显。

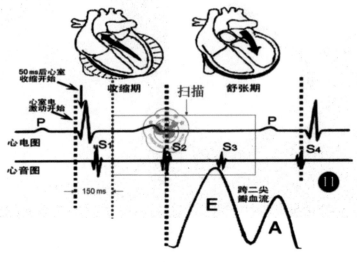

图 9-5 模式图

心脏扫描要求数据采集和图像重建与心电图信号(ECG)联动,ECG 波形可以帮助预测心脏运动的期相,用 R - R 期的百分比来控制心脏图像产生的期相位置,心电门控有前瞻性和回顾性。

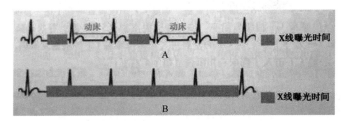

A. 前瞻性心电门控;B. 回顾性心电门控

图 9-6 多排 CT 心脏成像 ECG 门腔

前瞻性心电门控通过 ECG 监测病人心电信号,根据心动周期 R - R 间期,开始曝光的期相被设置在扫描协议中,如 R - R 间期的 60% 或 70% ,CT 在 R - R 间期根据预设的期相启动扫描和重建,扫描开始后不能再修改或调整。由于舒张中晚期的静息期时间窗存在个体差异,如果扫描后发现设定扫描时间窗和冠脉中晚期的静息期运动规律不一致,将会影响图像质量,而且无法弥补。

需要注意的事项:①触发时相选择;②由于收缩期和舒张期图像不能兼得,无法完成心功能评价;③整个心脏扫描时间具有不确定性,由于前瞻性触发扫描需要恒定移动检查床的时间和扫描时间,心率较低的病人每次必然会触发一次扫描,整个心脏扫描时间很短。

回顾性门控模式下病人的心电信号被连续监测,同时以螺旋扫描方式连续采集数据,扫描数据和心电信号被同步记录,扫描完成后,病人心动周期信息被回顾性用于重建,采集的是整个心动周期容积数据,可以有 R－R 间期的任意的百分点重组心脏影像弥补前瞻性门控不足,也克服心律失常的心动周期不一限制。

对于不同机型,在心脏冠脉 CTA 有不同的扫描程序,但前门控及后门控在心脏冠脉 CTA 检查功能上有很多相似。GE 的做冠脉 CTA 的表达程序:理想的心脏成像时间窗是心脏 R－R 间期的 10% ,如心率为 60min(心动周期为 1s)的心脏成像,完美的冻结心脏时间分辨率是 1s 的 10% ,也就是 100ms。为了达到更高时间分辨率,目前有以下关键技术:①提高旋转速度,以单扇区重建为例,重建需要的 CT 图像数据为球管旋转 180 度再加上扇角可得到数据,由此也就确定了单扇区重建能够达到时间分辨率,目前最快机架旋转时间为 270ms,单扇区扫描时间分辨率可达 140～150ms;②多扇区重建,单扇区重建由于机架旋转速度影响,时间分辨率提高有限。在多扇区重建方法中,选用不同心动周期相应期相不同部分数据,各扇区数据总数等于图像重建所需的扫描数据,这等于缩短每一心动周期内时间窗的宽度,结果是冠脉成像时间分辨率得到改善,该方法时间分辨率可达 80～250ms;③冠状动脉运动追踪冻结技术(SSF),SSF 通过高分辨采样得到心脏运动过程中的一系列图像。对相邻期相图像进行迭代傅里叶变换,在频域对冠脉运动(路径和速度)进行分析和建模,从而对运动模糊进行矫正,消除残余运动伪影,有效压缩重建时间窗时间,其有效单扇区时间分辨率 29ms。

对于较低的心率,最常见的位置是在舒张期(通常为 75% 左右),选择冠状动脉运动最弱的区域重建图像,心率 <70bmp 的病人,重建时间窗为舒张中期(大致位于 70%～75% 的 R－R 间期);心率 >70bmp 的病人,重建时间窗为收缩末期(大致位于 35%～45% 的 R－R 间期),但是随着心率升高或改变,该位置可能会改变。有时候,较高的心率在收缩期(通常为 45% 左右)的图像质量更高。

可根据病人基础心率选择不同的扫描模式:

1. 心率在 75 次之内,选用 Snapshot Segment 30－74 BPM－large 程序进行扫描(单扇区扫描,采用一个心动周期的 240°数据重建,即 2/3 数据)。

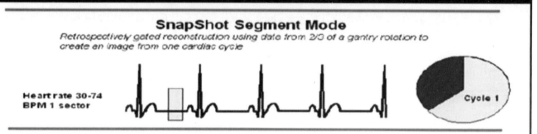

A：单扇区扫描（SnapShot Segment），采集及重建数据采用一个心动周期的240°数据进行重建，即：2/3数据，建议心率在30-75BPM中使用。

图9-7　单扇区

2. 心率在76～110次/秒,选用Snapshot Burst 75-80（双扇区扫描,采用2个连续心动周期的120°重建）。

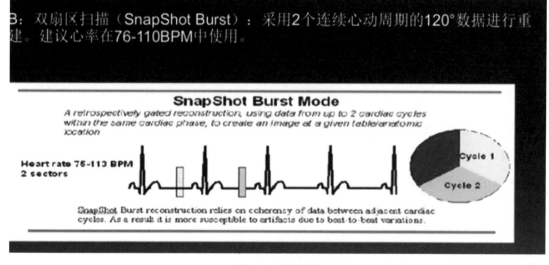

B：双扇区扫描（SnapShot Burst）：采用2个连续心动周期的120°数据进行重建。建议心率在76-110BPM中使用。

图9-8　双扇区

3. 心率在110次/秒以上, Snapshot Burst Plus（四扇区扫描,采用连续4个心动周期60°数据:即第一个心动周期0～60°,第二个心动周期60°～120°,第三个心动周期120°～180°,第四个心动周期180°～240°）,缩短扫描时间,提高时间分辨率。

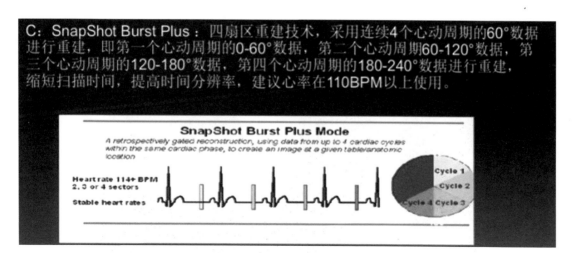

C: SnapShot Burst Plus：四扇区重建技术，采用连续4个心动周期的60°数据进行重建，即第一个心动周期的0-60°数据，第二个心动周期60-120°数据，第三个心动周期的120-180°数据，第四个心动周期的180-240°数据进行重建，缩短扫描时间，提高时间分辨率，建议心率在110BPM以上使用。

图9-9　四扇区

（三）冠脉 CTA 可以采用

●Smart-Prep 法

1. 按照标准位置放置心电导联线,检查卡内正常显示心电图信号后观察心电图信号变化的情况并决定扫描方案。

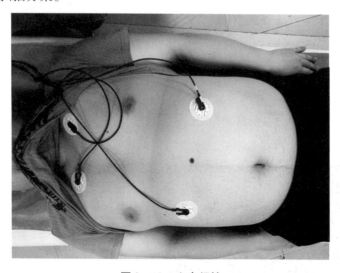

图9-10　心电门控

2. 练病人呼吸并注意观察病人屏气前后的心电图信号是否有改变,由于心电图所连接为肢体导联,有时存在心电信号干扰,应积极做好检查准备工作。

3. 舌下含服一片硝酸甘油(可使冠脉血管扩张 4% ~13.5%,使血管腔内对比剂充盈更佳,增加细小血管的显示,弥补 CT 对细小血管显示不足的缺陷)。

4. 按照冠脉 CTA 扫描程序,病人采取仰卧位,足先进,双上肢举于头的两侧,先行胸部冠、矢状定位像。

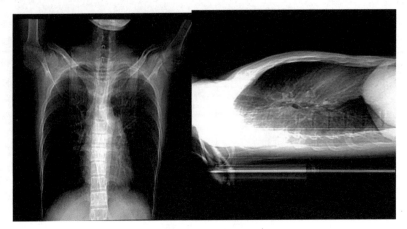

图 9-11　定位像

5. 扫描范围为从气管分叉下 1.5cm 左右至心脏膈面下;对冠状动脉旁路移植术后病人,因动脉桥发自锁骨下动脉,因此扫描上界应包括胸廓入口处;怀疑冠状动脉瘘病人也应适度增大扫描范围。

6. 先行冠脉钙化积分扫描,顺便观察病人在闭气时心率的变化。

7. ROI 置于升主动脉,阈值为 100hu,延迟时间 10s,触发时间 6s。

8. 造影剂总量:370mgI/ml(370 的碘普罗胺、400 碘美普尔)对比剂 60～80ml(一般情况下,65～70KG 造影剂 60ml,85KG 用量 80ml),5.0ml/s 流速注射对比剂完后再以相同的流率注射 40ml 生理盐水以冲洗血管残留对比剂。

9. 扫描参数:管电压 120kV,参考 350mAs,球管旋转时间 0.35 秒/转,层厚 0.625mm。

10. 根据病人心率情况,选择不同扇区扫描。

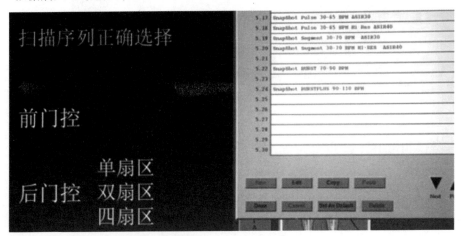

图 9-12　扫描序列选择

11.扫描完成后,将原始数据以 5% 的 R - R 间期间间隔重组出 20 组多期相数据,将其传至工作站进行图像后处理,以最佳图像作为诊断的依据之一。

● Time - Bolus 法

1.按照标准位置放置心电导联线,检查卡内正常显示心电图信号后,观察心电图信号变化的情况并决定扫描方案。训练病人呼吸并注意观察病人屏气前后的心电图信号是否有改变,由于心电图所连接为肢体导联,有时存在心电信号干扰,应积极做好检查前准备工作。

2.舌下含服一片硝酸甘油(可使冠脉血管扩张 4% ~ 13.5%,使血管腔内对比剂充盈更佳,增加细小血管的显示,弥补 CT 对细小血管显示不足的缺陷)。

3.按照冠脉 CTA 扫描程序,病人采取仰卧位,足先进,双上肢举于头的两侧,先行胸部冠、矢状定位像。

4.扫描范围为从气管分叉下 1.5cm 左右至心脏膈面下;对冠状动脉旁路移植术后病人,因动脉桥发自锁骨下动脉,因此扫描上界应包括胸廓入口处;怀疑冠状动脉瘘病人也应适度增大扫描范围。

5.先行冠脉钙化积分扫描,顺便观察病人闭气时心率的变化。

6.以 5ml/s 速度注射 370 的优维显 15 ml(370 的碘普罗胺、400 碘美普尔),后 5ml/s 速度注射生理盐水 20 ml,在升主动脉根部同一层面连续 15 次扫描,然后观察升主动脉血管对比剂峰值时间,计算心脏冠脉延迟扫描时间。

7.造影剂总量:370mgI/ml 对比剂 60 ~ 80ml,5.0ml/s 流速注射对比剂完后再以相同的流率注射 40ml 生理盐水以冲洗血管残留对比剂。

8.扫描参数:管电压 100kV,参考 350mAs,球管旋转时间 0.35 秒/转,层厚 0.625mm。

9.根据病人心率情况,选择不同扇区扫描。

10.扫描完成后,将原始数据以 5% 的 R - R 间期间间隔重组出 20 组多期相数据,将其传至工作站进行图像后处理,以最佳图像作为诊断的依据之一。冠脉检查默认以 75% 的 R - R 间期进行重建,并且这是扫描后所看到的第一个图像序列。通常,此位置能很好地显示心脏的解剖结构和血管情况。然而,75% 相位可能不能使所有血管显示良好,特别是右冠状动脉。因此,必要时可重建其他期相,如 45% ~ 85%。如果 75% 期相右冠显示欠佳,建议在收缩期末重建 40% 、45% 、50% 左右,以更好地显示右冠状动脉。

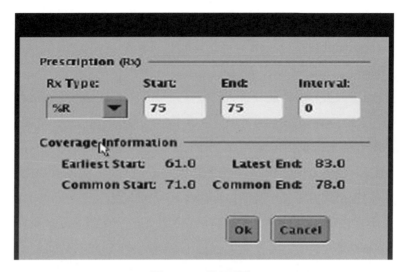

图 9 – 13　期相重建

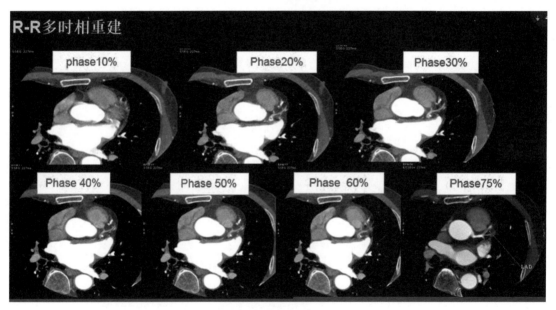

图 9 – 14　多相位重建

　　一般来说,在心脏舒张中、晚期,心脏的运动最慢,这一时段持续 100 ~ 150ms。因此,冠状动脉的图像采集应在心动周期这一很短的时间内进行。心电门控的本质是在心脏搏动最慢的心动周期时点采集数据,将图像质量所受的影响减低到最小。心电门控有前瞻性和回顾性心电门控两种。

　　前瞻性心电门控采用步进式扫描,采集既定时相,如 R – R 期间 70% 时点的心脏图像。因各支冠状动脉的运动模式不同,预先选择心动周期时相不能将各支冠状动脉最佳显示,因此导致了研究中有关最佳时相选择的混乱,如最初认为的心动周期的 80% 重建时相到现在认为的 40% ~50% 的时相为最佳时相。采用前瞻性门控方式较回顾性心电门控可降低病人接受的辐射剂量。在先进的 CT 设备中结合大螺距扫描能将冠状动脉 CTA 的辐射剂量降至 1mSv,甚至 1mSv 以下。前瞻性心电门控的不足在于对病人心率仍有一定要求,而且所采集的数据不能进行动态分析和心功能分析。采用自适应前瞻性心电门控,根据心电图进行调节剂量控制,如在选择 70% 期相选择时,可选择进行 20% ~80% 扫描,其中 70% 为全剂量扫描,其余时相采用 20% 的剂量扫描,这样不仅可以得到优良的冠状动脉 CT 图像,而且可以进行心功能评价。

回顾性心电门控采集的是整个心动周期的容积数据,可在 R - R 间期的任意百分点重建心脏图像,弥补了前瞻性心电门控的不足,也克服了心律失常时心动周期不一致的限制。回顾性心电门控最佳重建时点增加了诊断的准确性,有助于避免因心脏运动伪影造成的误释。在需要进行动态分析、心功能评价以及病人心率不能满足前瞻性心电门控要求时,推荐临床使用回顾性心电门控方式采集冠状动脉 CTA 数据。

病人舌下含服倍他乐克后,在安静环境下(候诊室)休息 30 分钟,并训练病人吸气后屏气 20 秒左右(在冠脉扫描 10 秒前就要开始屏气,外加心脏扫描过程需要 10 秒左右),并给予详细的检查前说明,如包括检查目的、心率要求、检查过程中呼吸屏气配合、环境因素、机器因素。

冠脉 CTA 可以采用两种方式:Test - Bolus 法和 Smart - Prep 法,但 Smart - Prep 法比较常用。

(1)按照标准位置放置心电导联线,检查卡内正常显示心电图信号后观察心电图信号变化的情况并决定扫描方案。训练病人呼吸并注意观察病人屏气前后的心电图信号是否有改变,若屏气之前或屏气过程中病人心电图提示心律失常,推荐采用小螺距(0.2),心率 >40/min,并关闭心电剂量控制系统(ECG - pulsing 选择 off)。若心电图显示窦性心律,对于心率较稳定的病人,可选用自动螺距(选择心率为 auto 选项);对于心率变化较大的,一般可采用低于最低心率 10 个单位。由于心电图所连接为肢体导联,有时存在心电信号干扰,应积极做好检查准备工作。

(2)舌下含服一片硝酸甘油(可使冠脉血管扩张 4% ~13.5%,使血管腔内对比剂充盈更佳,增加细小血管的显示,弥补 CT 对细小血管显示不足的缺陷)。

(3)按照冠脉 CTA 扫描程序,病人采取仰卧位,足先进,双上肢举于头的两侧,先行胸部正侧定位像。

(4)扫描范围为从气管分叉下 1.5cm 左右至心脏膈面下;对冠状动脉旁路移植术后病人,因动脉桥发自锁骨下动脉,因此扫描上界应包括胸廓入口处;怀疑冠状动脉瘘病人也应适度增大扫描范围。

（5）先行冠脉钙化积分扫描，顺便观察病人心率的变化。

（6）ROI 置于升主动脉，阈值为 100hu，延迟时间 10s，触发时间 6s。

（7）造影剂总量：370mgI/ml（370 的碘普罗胺、400 碘美普尔）对比剂 60～80ml，5.0ml/s 流速注射对比剂完后，再以相同的流率注射 40ml 生理盐水以冲洗血管残留对比剂。

（8）扫描参数：管电压 120kV，参考 350mAs，准直器宽度 64×0.6mm，球管旋转时间 0.33 秒/转，手动螺距范围为 0.2～0.5，根据选定的最佳延迟时间进行心脏 CT 容积扫描。

（9）扫描完成后，将原始数据以 5% 的 R-R 间期间隔重组出 20 组多期相数据，将其传至工作站进行图像后处理，以最佳图像作为诊断的依据之一。

根据病人体型选择合适探测器宽度，在一个心动周期可全部采集冠脉数据，而且不存在使用前瞻性还是回性顾扫描，通过一次旋转即可完成对心脏扫描，在一个心动周期内完成一站式心脏成像。0.28 秒的旋转速度，0.5s～0.8s 扫完全心脏，结合 GE 独有的冠脉冻结技术（SSF），所以 X/Y 轴时间分辨率为 29ms；因为通过一次旋转即可完成对心脏的成像，所以 Z 轴时间分辨率是 0ms（达到所有层面的同时、同相位）。

（1）按照标准位置放置心电导联线，检查卡内正常显示心电图信号后观察心电图信号变化的情况。

（2）舌下含服一片硝酸甘油（可使冠脉血管扩张 4%～13.5%，使血管腔内对比剂充盈更佳，增加细小血管的显示，弥补 CT 对细小血管显示不足的缺陷）。

（3）按照冠脉 CTA 扫描程序，病人采取仰卧位，足先进，双上肢举于头的两侧，先行胸部冠、矢状定位像。

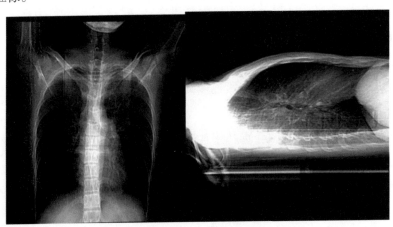

图 9-15　定位像

（4）扫描范围为从气管分叉下 1.5cm 左右至心脏膈面下。

（5）根据病人体型,选择探测器宽度。

（6）先行冠脉钙化积分扫描。

（7）ROI 置于降主动脉,阈值为 300hu,延迟时间 10s,触发时间 6s。

（8）造影剂总量:370mgI/ml（370 的碘普罗胺、400 碘美普尔）对比剂用量（一般情况下,370mgI/ml 浓度对比剂用量就是体重 Kg×0.8;400mgI/ml 浓度对比剂用量体重 Kg×0.7）,5.0ml/s 流速注射对比剂完后再以相同的流率注射 40ml 生理盐水以冲洗血管残留对比剂。

（9）扫描参数:管电压 100kV,450mAs,球管旋转时间 0.28 秒/转,层厚 0.625mm。

（10）扫描完成后,将原始数据将其传至工作站进行图像后处理,以最佳图像作为诊断的依据之一。

冠状动脉钙化（CAC）是冠状动脉硬化（CAA）的标志,而 CAA 是冠状动脉疾病（CAD）的病理生理基础。众多的尸体解剖和 CAC 研究一致提示 CAC 含量及部位与冠脉狭窄的存在及严重程度相关。利用冠状动脉钙化积分软件进行定量分析。按照右冠状动脉、左冠状动脉主干、前降支和回旋支分别标记,软件按照预设的值和算法进行分析,得出每根血管的钙化积分值以及总的积分值。

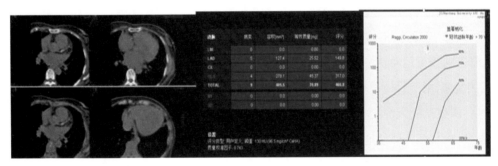

图 9－16　钙化积分

●钙化积分的解释（见表）

（1）临床要求钙化积分,并综合其他因素（年龄、性别、症状、危险因素）做出决策。

（2）对于任何年龄的理想的钙化积分是 0,钙化积分在超过 75% 或更多血管时更具有临床意义。

（3）因为冠状动脉钙化是粥样斑块十分明显的标志,1~3 年的随访有利于观察粥样硬化的进展。

（4）积分为 0 的说明没有冠状动脉钙化,意味着 99% 的病例没有明显的动脉狭窄,但是并不说明没有软斑块,尤其在年轻病人和严重吸烟者群体中。

表 9 - 1 冠状动脉钙化积分评估及临床意义

钙化积分	诊断	临床解释	性别和年龄
0	没有明显粥样斑块、CVD 危险性极低	阴性结果,没有 CVD 的可能性达到 90% ~95%	针对超过 40 岁男性及女性病人而言;对于更年轻的病人要引起警惕
1 ~10	极少的斑块,CVD 危险性低	CVD 的可能性小	针对超过 40 岁男性及女性病人而言
11 ~100	轻度的斑块,CVD 危险性低	极轻度的冠脉狭窄可能	当超过年龄和性别所对应的 75% 危险性时,或钙化出现在更多的血管时,更具有临床意义
101 ~400	中等的斑块,CVD 危险性低	中度的非阻塞性的 CVD 的可能性极大	当超过年龄和性别所对应的 75% 危险性时,或钙化出现在更多的血管时,更具有临床意义
401 以上	广泛的斑块,CVD 危险性高	至少一处非常明显的冠脉狭窄大于 50%	当超过年龄和性别所对应的 75% 危险性时,或钙化出现在更多的血管时,更具有临床意义

单层 GE 追踪冻结技术(SSF)是利用一个心动周期相邻期相的图像信息来补偿冠脉运动,从而达到校正运动伪影冻结冠脉的目的,一般会进行相邻三个期相数据重建,冻结一期最佳期相数据用于后处理重建。

对心律失常病人的冠状动脉 CTA 数据常需要利用心电图编辑技术提高冠状动脉 CTA 图像质量,少数病人即使通过心电图编辑仍无法达到诊断需要,主要与检查前未发现心律失常或检查过程中出现的心律失常有关。心电图编辑功能的原理:因为在心脏扫描过程中所有层面都是重叠扫描,每个层面均覆盖有整个心动周期的数据甚至更多,所以可以利用记录的心电图信号更有效地选择最佳时间窗重建图像。即利用采集的数据,选择不同心动周期内时相相同且运动幅度一致的图像数据,并剔除或忽略心律不齐(心律失常)所带来的不连续数据,从而重建出理想的图像。重建选择最佳期相的数据进行重组可获得足够诊断的图像质量。如重组图像质量仍然不佳,选择图像较好的期相,通过心电图编辑技术以获得满意图像,再以编辑后的心电图为基准,以更小的重建间隔(1% ~3%)重建之前选择的时相前后 ±10% 的数据,从而选择满意的图像。心电图编辑方法中,插入法常用于识别心电图异常中漏识别期相或在调整期相值时与 R 波偏移法联合使用;忽略法常用于期前收缩(早搏)心电图异常的编辑;删除法常用于识别心电图异常中的多识别的期相;R 波偏移法主要用于识别心电图异常中误识别的 R 波假象;基线调整法主要用于 R 波低平的心电图。心电门控冠状动脉 CT 扫描是基于 R 波执行的,在心电图编辑中最重要的是正确识别 R 波。在重建心脏 CT 图像时,可以选择绝对值(正值是指选择 R 波后的相对或绝对值进行重建心脏图像,负值是指选择 R 波前的相对或绝对值进行重建心脏图像),也可选用百分比(即相对值),同时也可选择正或负值。应注意病人屏气是否最佳,对屏气不佳者,心电图编辑并不能提高图像质量。

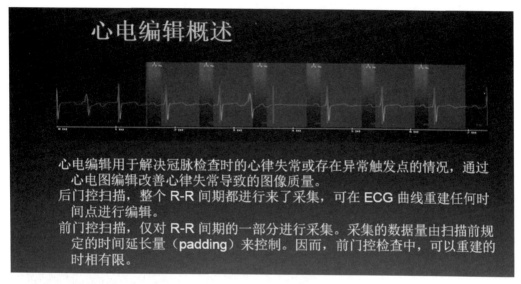

图 9-17　心电编辑

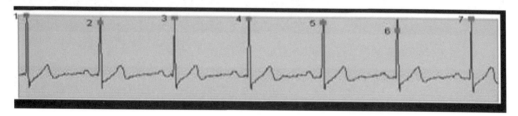

图 9-18　正常的波形,无需进行心电图编辑

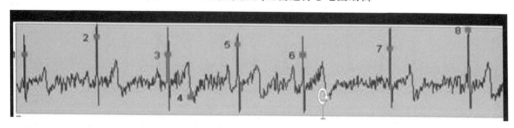

图 9-19　在 4 号点额外触发的有噪声的 ECG 图,偶尔遇到,编辑时删除异常触发波即可

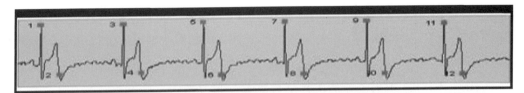

图 9 - 20　T 波抬高的 ECG 曲线,导致双触发,偶尔遇到,编辑时删除所有异常触发波

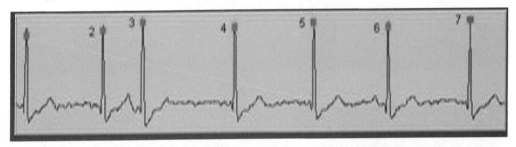

图 9 - 21　在 3 号触发点心律不齐的 ECG 曲线,为典型早搏

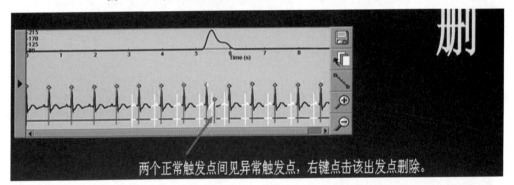

两个正常触发点间见异常触发点，右键点击该出发点删除。

图 9 - 22　在正常触发点之间突然显现一异常触发点,右键点击该触发点删除它

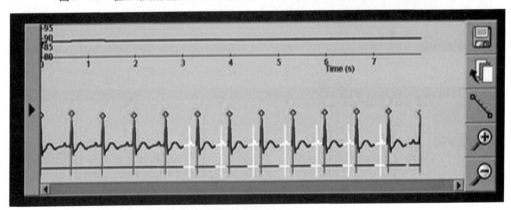

图 9 - 23　删除后呈现正常波形

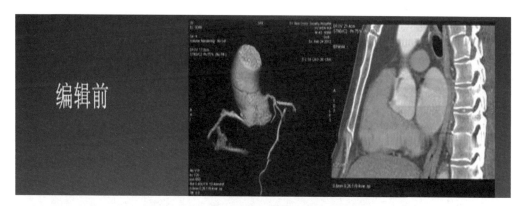

图 9-24　心电图编辑前左冠及右冠显示较差；

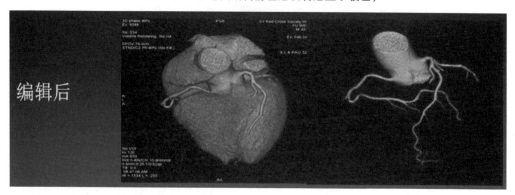

图 9-25　删除后,点击保存,再次重建得到编辑后的心脏图像,显示左冠及右冠结构及解剖良好,达到诊断要求

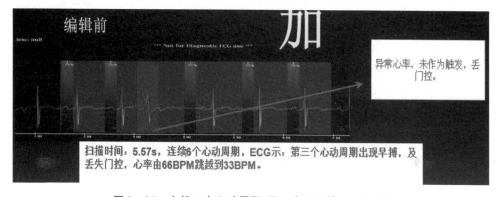

图 9-26　在第三个心动周期,显示出现早搏,丢失门控

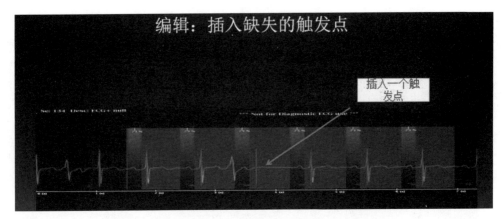

图 9 - 27　在第三个心动周期插入一个触发点,数据完整

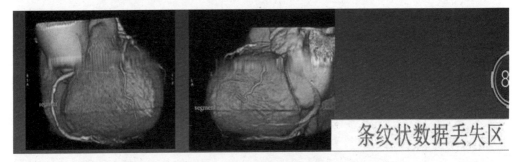

图 9 - 28　编辑前,心脏 VR 图显示条纹状数据区丢失

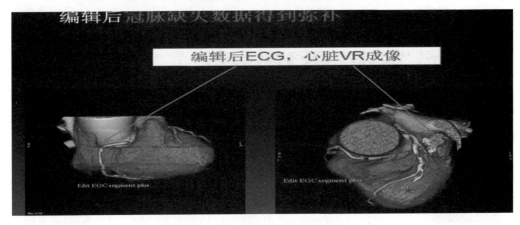

图 9 - 29　编辑后,VR 数据完整

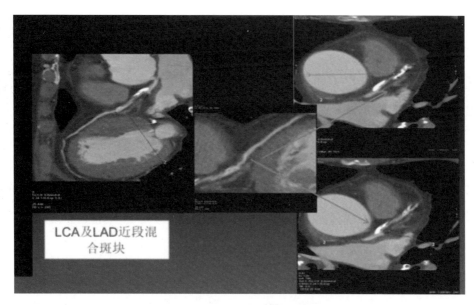

图 9 – 30　编辑后,二维图最大密度投影

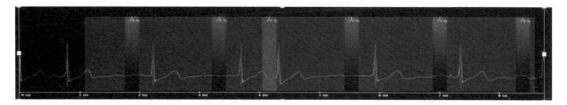

图 9 – 31　编辑前早搏处异常触发点,其后 R – R 间期延长

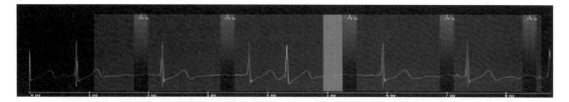

图 9 – 32　删除异常触发点,将其后的采集相位前移,再次重建

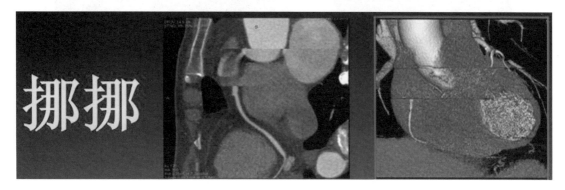

图 9 – 33　编辑前,心脏图像数据丢失

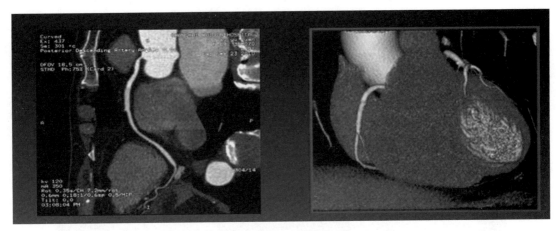

图9-34　编辑后,冠脉异常采集区恢复正常

三、胸痛三联征检查方法

胸痛三联检查目的就是一次注射造影剂,一次性检查完冠状动脉、主动脉及肺动脉。检查要点如下。

1. 病人准备及扫描方法与冠脉 CTA 检查方法相同。

2. 扫描范围从胸廓颈 6 至膈肌水平,如果是夹层,范围更长。

3. 对比剂剂量的使用是完成胸痛三联征关键之一,一般情况下按体重的 1.5ml 计算,不低于 80ml,浓度为 350 碘佛醇、370 的碘普罗胺、400 碘美普尔,先以流速 4.5ml/s ~5.0ml/s 注射,再以流速 4.5~5.0ml/s 注射盐水 30ml。

4. 直接采用 Smart - Prep 法:追踪升主动脉根部,大螺距 3.4,扫描时间为 0.44s,阈值为 140hu,延迟 5s 开始扫描,扫描方式用回顾性门控,得到的图像分别进行冠脉、肺动脉及主动脉血管成像。

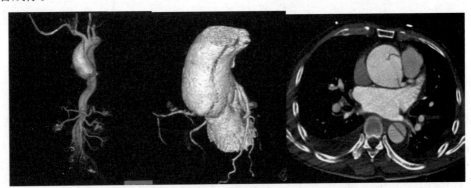

图9-35　主动脉夹层伴双冠脉开口夹层双腔供血

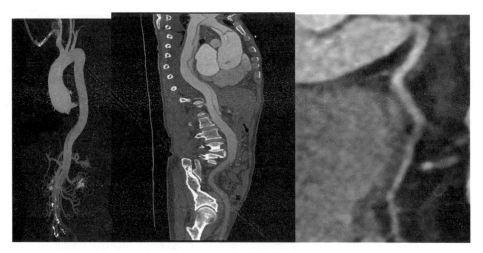

图 9 - 36　主动脉及冠脉图

四、临床病例

病例 1 :

冠状动脉粥样硬化,它包括脂点和脂纹、纤维斑块、粥样斑块及斑块复合体。典型斑块由外层纤维膜包绕中央脂核构成。CT 不但能准确显示冠状动脉粥样硬化性斑块,而且还能区分是钙化性斑块还是非钙化性斑块。利用钙化积分可对冠脉钙化程度进行定量分析,提示冠脉粥样硬化的存在,预测未来冠心病可能发生的概率。

病人,女,76 岁,反复胸闷 10 年余,加重 1 周,冠状动脉粥样硬化累及三支血管致管腔重度狭窄,CCTA 如图 9 - 37 所示。

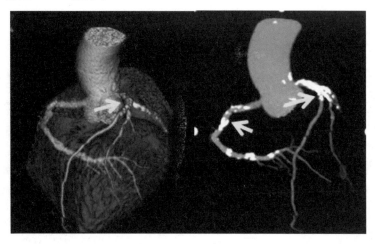

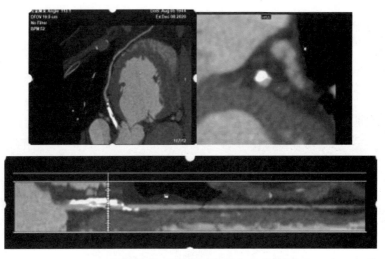

图 9 – 37　LAD 近端管壁不均匀性增厚、钙化,管腔中度狭窄,无正性重构,远侧端血管通畅

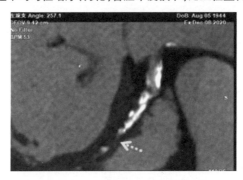

图 9 – 38　LCX 近端管壁不均匀性增厚并多量钙化,钙化为主型混合性斑块,管腔中度至重度狭窄,远端血管管腔无强化

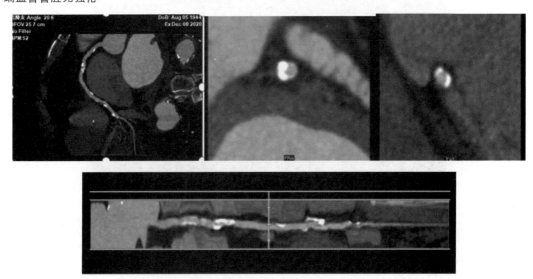

图 9 – 39　RCA 全程管壁不均匀性增厚伴多量钙化,管壁轻度至中度狭窄,PDA 通畅

病例2：

冠状动脉支架治疗是治疗冠状动脉阻塞性病变主要手段之一,然而置入支架再狭窄是常有并发症,它包括支架内及支架两端狭窄。

病人,女,70 岁,PCI 术后1 年活动后偶感心前区不适来院复查。

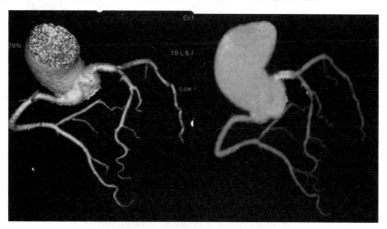

图 9 - 49　LMA 支架术后,LAD 中段管壁明显狭窄,LCX、RCA 通畅,管壁光整

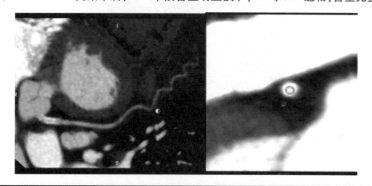

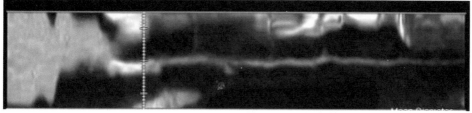

图 9 - 50　LMA 支架通畅,未见充盈缺损

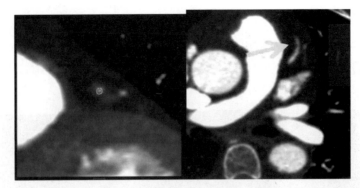

图9-51 LMA中段管壁偏侧性增厚,无钙化,管壁中度狭窄,近端及远端通畅

病例3:

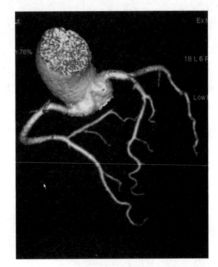

图9-52 冠状动脉粥样硬化搭桥术后评估

　　冠状动脉搭桥是治疗冠状动脉疾病的重要手段之一;桥血管闭塞是冠状动脉搭桥术后常见的并发症,桥血管动脉瘤或假性动脉瘤有时也可见。

　　病人,女,73岁,因反复胸闷1年余,加重1月,诊断冠心病,行CABG术后1年返院复查。CCTA如图所示:

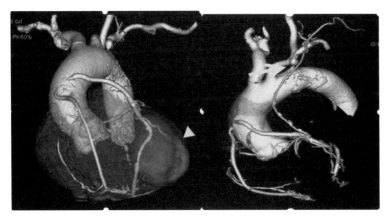

图 9-53 LAD、LCX、PDA 三支桥血管开口、行径、末端管壁光整,管腔均通畅;RCA 闭塞;左室前壁室壁瘤;左锁骨下动脉近端两侧局限性管壁重度狭窄

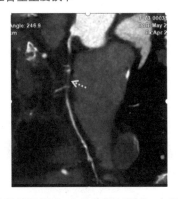

图 9-54 RCA 近端、中段长节段管腔闭塞,未见造影剂强化,中远段管腔可见造影剂充盈,提示 PDA 桥血管逆向灌注良好

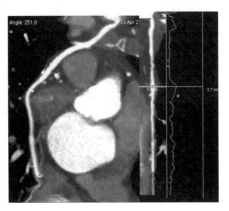

图 9-55 PDA 桥血管全程管壁光整,管腔通畅,强化均匀

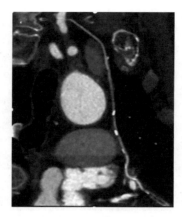

图9-56 左侧胸廓内动脉全程管壁光整,管腔通畅,强化均匀

病例4:

冠状动脉的起始、走行或终止异常,有潜在危险性,重者导致心源性猝死,称为冠状动脉恶性起源。冠状动脉起源于肺动脉,冠状动脉起自对侧冠状窦或单支冠状动脉畸形,同时近端走行于主动脉与肺动脉间,多发或较大的冠状动脉瘘。

病人,男,42岁,激烈运动后胸闷痛感2月余。24小时动态心电图示间歇性 III、aVF、V5-V6 导联 T 波低平、倒置。CCTA 如图9-57 所示:

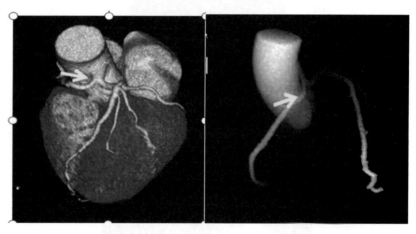

图9-57

VR 图示 RCA 起自主动脉根部左冠窦上方(黄箭),与左主干共干,穿行于主动脉根部与右室流出道之间。MIP 图示 RCA 起源异常,行径异常,冠脉三分支管壁未见钙化。

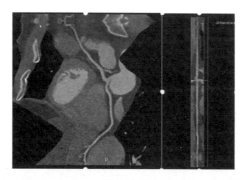

图 9 – 58　CPR 图示 RCA、LAD 管壁光整,管腔通畅,管腔内无充盈缺损

病例 5：

心脏黏液瘤是最常见的原发性心脏肿瘤,约占 50%,病人年龄大多数在 30 ~ 50 岁,女性发病率比男性略高,少数病人有家族史。心脏各个房、室均可发生黏液瘤,位于左心房者最为多见,约占 80%。

病人,男,25 岁,活动后胸闷、气促 1 周,与体位无关,偶有咳嗽,无痰,无胸痛、心悸、咯血、头痛等症状。CCTA 如图 9 – 59 所示：

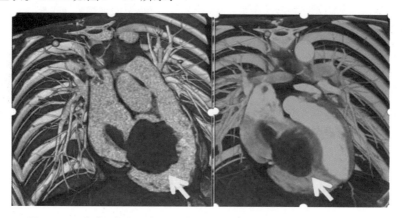

图 9 – 59　右房、右室巨大充盈缺损,右房带蒂肿块跨三尖瓣进入右房

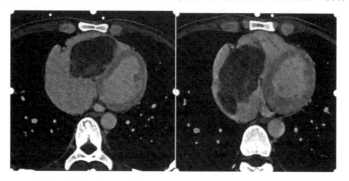

图 9 – 60　右房分叶状低密度肿块随心动周期房室间往返运动,肿块轻度强化

病例6：

冠脉与心腔或其他血管间存在异常交通，血液经瘘管分流至相关的心腔及血管。病因多为胎儿心血管系统发育过程中心肌窦状间隙未退化。可单发（90%），也可多发；可单独发生，也可合并其他血管畸形；大部分起源于右冠（55%～60%），少数起源于左冠（35%～40%）；大多数流入右心系统，如右心室＞右心房＞肺动脉＞左心房＞左心室。

病人，男，16岁，胸闷，有时气闭，CCTA如图9－61所示：

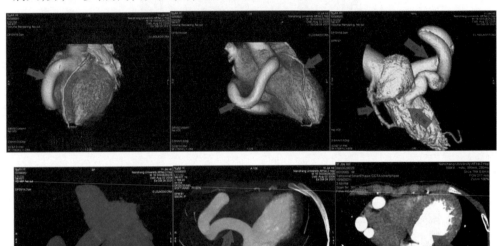

图9－61　右冠脉左室瘘

第十章 腹主动脉 CT 血管成像

第一节 腹主动脉

一、腹主动脉解剖

腹主动脉是人体腹部的大动脉,直接延于发自左心室的主动脉、胸主动脉,沿脊柱左侧在第 12 胸椎平面下行,至第 4 腰椎下缘平面分为左、有髂骨总动脉而终。主要负责腹腔脏器和腹壁的血液供应,长度 14~15cm,近段管径 2.1~3.0cm,中段管径 1.6~2.2cm,远段管径 1.3~1.7cm。腹主动脉的分支按其所供给的部位分为脏支和壁支两类,脏支较壁支粗大。

(一)壁支

主要有膈下动脉、骶正中动脉和腰动脉。腰动脉共 4 对,分布于腹后壁、脊髓及其被膜;膈下动脉,左右各 1 支,在腹主动脉起始端的前壁发出,分布于膈下面,并发出肾上腺上动脉;骶正中动脉,为一条细小的动脉,在骶尾和尾骨前面下行进入盆腔,分支分布于盆腔后壁的组织结构。

(二)脏支

数量多且粗大,可分为成对的脏支和不成对的脏支两种。成对的脏支主要有肾动脉、睾丸动脉(男性)或卵巢动脉(女性)等,不成对的奇数脏支有腹腔干啊、肠系膜上动脉和肠系膜下动脉。

● 肾动脉

为腹主动脉一对短粗的分支,第 1~2 腰椎椎间盘高度起于腹主动脉,横行向外,分前、后两干,经肾门入肾,分数支分布于肾。肾除了由肾门进入的肾动脉供血外,还可由不经过肾门而从肾的上极或下极入肾的肾副动脉供血。

●睾丸动脉或卵巢动脉

睾丸动脉又称精索内动脉,细长,在肾动脉起始处稍下方由腹主动脉前壁发出,斜向外下方走行于腰大肌前方,越过输尿管,进入腹股沟管,参与精索组成,营养睾丸和附睾。女性为卵巢动脉,该动脉经卵巢悬韧带降入盆腔,营养卵巢和输卵管。

●腹腔干

为一粗短动脉干,在主动脉裂孔的稍下方由腹主动脉前壁发出后,行向前上方达胰和脾动脉的上缘,分为胃左动脉、肝总动脉和脾动脉3条分支。腹腔干动脉主要支配的区域是肝脏、脾脏,还有胃。

(1)胃左动脉。

该动脉较细,由腹腔干发出后,先向左上方行至胃贲门附近,沿胃小弯走行于小网膜两层之间,与胃右动脉相吻合。胃动脉有时发出迷走肝左动脉,分布于肝左叶,沿途营养食管腹段、贲门和胃小弯附近的胃壁。

(2)肝总动脉。

该动脉较短,自腹腔干发出后,越过胰头上缘,行向右前方,经过十二指肠上缘进入肝十二指肠韧带,分出胃十二指肠动脉,即临床上所说的GDA后之后的部分被称作肝固有动脉;GDA在临床上意义很大,一般我们在进行胰十二指肠切除手术时,GDA结扎一定要牢靠,并且要靠近根部,防止手术以后存在GDA感染后出血,造成病人大出血死亡。肝固有动脉由肝总动脉发出后,行于肝十二指肠韧带内,在肝门静脉前方、胆总管左侧上行至肝门附近,分为左、右两支,分别进入肝左、右叶。右支在进入肝门之前还发出一支胆囊动脉,经胆总管及胆囊管的后方,分布于胆囊。此外,肝固有动脉还分出胃右动脉,该动脉在小网膜内行至幽门上缘后,沿胃小弯向左,沿途分支分布于十二指肠上部、幽门部和胃小弯附近的胃壁,终支与胃左动脉相吻合。胃十二指肠动脉在十二指肠上部后方下行,至胃幽门下缘分为胃网膜右动脉和胰十二指肠上动脉。胃网膜右动脉较粗,在大网膜两层之间,沿胃大弯向左,沿途分出胃支至胃和大网膜,其终支与胃网膜左动脉相吻合。胰十二指肠上动脉较细小,走行于胰头与十二指肠降部之间,与胰十二指肠下动脉吻合,营养胰头和十二指肠。

(3)脾动脉。

该动脉为腹腔干3条分支中最粗大的一条,沿胰上缘左行,经脾肾韧带至脾门,分数条脾支入脾。脾动脉在胰上缘走行中发出数条细小的胰支,分布于胰体和胰尾,在脾门附近,该动脉发出3~5支胃短动脉,经胃脾韧带至胃底。此外,脾动脉还发出胃网膜左动脉,沿胃大弯右行,发出胃支和网膜支营养胃大弯部和大网膜,其终支与胃网膜右动脉的分支吻合。

（4）肠系膜上动脉。

该动脉在腹腔干稍下方，约第 1 腰椎高度起自腹主动脉前壁，经胰头与胰体交界处后方下行，越过十二指肠水平部进入小肠系膜根斜向右走行至右髂窝，沿途发出分支营养胰、十二指肠、空肠、回肠、盲肠、阑尾、升结肠、横结肠等结构。肠系膜上动脉主要分支有空肠动脉、回结肠动脉、右结肠动脉、中结肠动脉、胰十二指肠下动脉。

（5）肠系膜下动脉。

第 3 腰椎高度起于腹主动脉前壁，向左下方走行至左髂窝，营养降结肠、乙状结肠和直肠上部等结构，其主要分支有左结肠动脉、乙状结肠动脉、直肠上动脉。

（6）髂总动脉及其分支。

腹主动脉在第 4～5 腰椎水平分为左、右髂总动脉，髂总动脉直接延续为髂外动脉，沿腰大肌内侧缘向外下方行至腹股沟韧带深面，穿股鞘的血管间隙到股部，移行为股动脉。髂内动脉是由髂总动脉发出的较短的分支动脉，沿腰大肌内侧跨过弓状线，进入盆腔，主要营养盆内脏器。

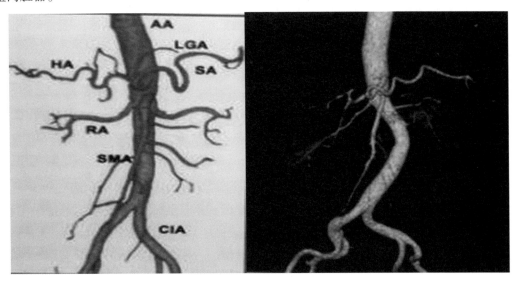

图 10-1　AA 腹主动脉;HA 肝动脉;LGA 胃左动脉;SA 脾动脉;RA 肾动脉;

SMA 肠系膜上动脉;CIA 髂总动脉

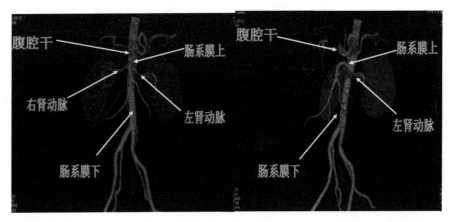

图 10 - 2　腹主动脉

二、检查技术

一般说来。腹主动脉 CTA 由于血管管径大,可直接采用 Smart-Prep 法。

1.按照腹部 CTA 扫描程序,病人采取仰卧位,足先进,双上肢举于头的两侧,先行腹部冠状定位像。

2.扫描范围为膈面上 3 ~ 5cm 至耻骨联合下 2cm;ROI 置于腹主动脉主干,阈值为 160hu,延迟时间 10s,触发时间 6s。

3.造影剂总量为 86ml。

4.注射速度:肘静脉以 4.5ml/s(4 ~ 4.5ml/s) 注射非离子型造影剂(浓度为 350 碘佛醇、370 的碘普罗胺、400 碘美普尔等)。

5.生理盐水为 4.5ml/s,40ml。

6.扫描参数:管电压 120kV, 管电流 250mA,层厚 5mm,重建 1.25mm,扫描时间 8s。

要注意的是,有时会把监测点置于假腔里或壁内血肿里,阈值就达不到 160hu,会错过最佳扫描期,这样扫描出来血管浓度达不到要求。解决方法有以下两种:第一种,在平扫检测层上,观察平扫情况,一般情况下,真腔的密度要略高于假腔的密度;第二种,在监测层面上,同时放上两个 ROI,只要有其中一个 ROI 达到阈值就可启动扫描。

第十一章　肝CT血管成像

第一节　肝脏血管

一、肝脏血管解剖

肝动脉解剖肝动脉起自腹腔干,依次延续为肝总动脉、肝固有动脉、肝左动脉和肝右动脉。

肝动脉解剖变异类型具有复杂性和多样性:

●肝总动脉:起源于腹腔动脉干(CA),发出肝固有动脉(PHA)及胃十二指肠动脉(GDA)。

●肝固有动脉:继续分出胃右动脉(RGA)及肝左右动脉(L/RHA),部分概率可见肝总动脉或肝左/右动脉起源于肠系膜上动脉或胃左动脉。

●肝左动脉:多行于胆道左侧、门静脉前方,入肝后发出左内叶动脉、左外叶动脉,并发出分支供应尾叶左半,左外叶动脉再分为上、下段动脉。

●肝右动脉:多数经肝总管后方进入胆囊三角,少数经肝总管前方进入胆囊三角。在胆囊三角内,其常与胆囊管接近,或平行一段距离。肝右动脉进入肝门,发出小支供应尾叶右半部分,分出右前叶动脉和右后叶动脉,各再分为上、下段动脉。

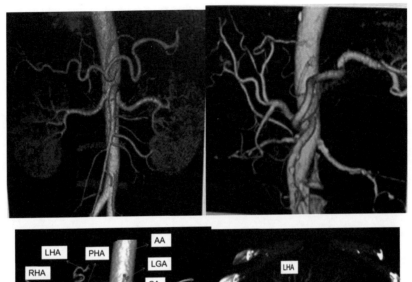

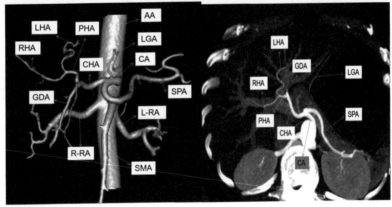

图 11 - 1　肝动脉

1. 门静脉。

（1）门静脉。

多由肠系膜上静脉、肠系膜下静脉和脾静脉在胰颈后面起自第 2 腰椎水平汇合而成，经胰颈和下腔静脉之间上行进入肝十二指肠韧带，在肝固有动脉和胆总管的后方上行至肝门，分为左、右两支，分别进入肝左叶和肝右叶。

（2）门静脉合成形式为 3 种类型。

①由肠系膜上静脉和脾静脉合成，而肠系膜下静脉注入脾静脉。

②由脾静脉、肠系膜上静脉和肠系膜上静脉合成，肠系膜下静脉注入肠系膜上静脉。门静脉在肝内反复分支，最终注入肝血窦，肝血窦含有来自肝门静脉和肝固有动脉的血液，经肝静脉注入下腔静脉。

（3）门静脉的属支。

包括肠系膜上静脉、脾静脉、肠系膜下静脉、胃左静脉、胃右静脉、胆囊静脉和附脐静脉等，多与同名动脉伴行。脾静脉起自脾门处，经脾动脉下方和胰后方右行，与肠系膜上静脉汇合成肝门静脉。肠系膜下静脉:注入脾静脉或肠系膜上静脉。胃左静脉在贲门处与奇静脉和半奇静脉的属支吻合。胃右静脉接受幽门前静脉,幽门前静脉经幽门与十二指肠交界处前面上行,是手术中区别幽门和十二指肠上部的标志。胆囊静脉注入肝门静脉主干或肝门静脉右支。附脐静脉起自脐周静脉网,沿肝圆韧带上行至肝下面注入肝门静脉。

门静脉接受很多属支,包括脾静脉、肠系膜静脉、胃左静脉、胃右静脉、附脐静脉和胆囊静脉,门静脉系与上、下腔静脉系之间存在多处潜在吻合。正常情况下,这些吻合支几乎处于关闭状态,当门静脉压力升高时,吻合支开放而形成流过血液的通道,有助于降低门静脉压力。门静脉系统血管本身无瓣膜,其与腔静脉系之间的主要交通支包括:食管胃底静脉交通支、肛管和直肠下段交通支、前腹壁附脐静脉交通支、腹膜后 Retzius 静脉丛。门静脉系统的长期高压可导致门静脉及其分支的毛细血管后压增加而相应扩张,通常不可见的小静脉充盈并扩张,这些静脉可与体循环的静脉形成吻合,因两个系统的压力差发生反流,门静脉血液可直接流入体循环,而不经过肝组织。常见的门 – 体侧支循环包括:

①胃左静脉和食管下静脉(门静脉系)与流入奇静脉和副半奇静脉的食管属支(体静脉系)之间在食管下段和贲门附近形成吻合。门静脉血液回流受阻或门静脉高压时,血液可经胃左静脉、食管静脉丛、食管静脉、奇静脉入上腔静脉。该组静脉扩张易导致食管或胃底静脉曲张,破裂时可引起大出血。

②流入肠系膜下静脉的直肠上静脉(门静脉系)与流入髂内静脉和阴部静脉的直肠下静脉及直肠中静脉(体静脉系)之间在直肠下段形成吻合。形成侧支循环后,门静脉血经脾静脉、肠系膜下静脉、直肠下静脉、直肠静脉丛和肛静脉、髂内静脉、髂总静脉至下腔静脉。

③肝圆韧带内的门静脉左支(门静脉系)与脐周的腹壁上静脉和腹壁下静脉的分支(体静脉系)之间形成吻合。当形成侧支循环时,门静脉血经附脐静脉和脐周围静脉网经腹壁的深静脉(腹壁上、下静脉)和浅静脉(胸腹壁静脉及腹壁浅静脉),向上汇入上腔静脉,向下汇入下腔静脉。此时腹壁静脉曲张,可见曲张的浅静脉在脐周形成所谓"海蛇头"征。

④位于肝组织内暴露于"裸区"的门静脉右支的实质内分支(门静脉系)与流入腰静脉、奇静脉和半奇静脉的后腹膜静脉(体静脉系)之间的吻合。

⑤网膜静脉和直肠静脉(门静脉系)与后腹膜静脉(体静脉系)之间的吻合,位于肝曲和脾曲的区域。

⑥在连接与肝门静脉左支与下腔静脉间的静脉导管间形成侧支循环,此型甚为少见。

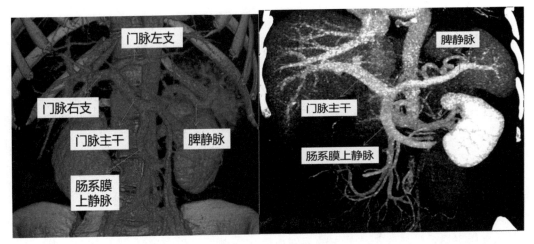

图 11 - 2　门静脉

2. 肝静脉。

肝静脉系下腔静脉的属支;肝静脉有 2~3 支大干收集肝实质而来的血液,来自肝右叶的静脉汇集成肝右静脉,肝方叶和尾叶的汇集成肝中静脉,肝左叶的汇集成肝左静脉,在下腔静脉窝内注入下腔静脉。除以上三条肝静脉主干外,在第二肝门下方直接汇入下腔静脉的肝小静脉,称为肝短静脉或肝背静脉,包括肝右后下静脉、肝右中静脉及尾状叶静脉等。这些静脉主要引流右后叶,多数细小,有时影像学检查难以显示,但其中的肝右后下静脉可较粗大,主要引流右后叶下段(Ⅵ)血流,具有临床意义。肝静脉无瓣膜,但在注入下腔静脉的入口处下缘有一小的半月形皱襞存在。

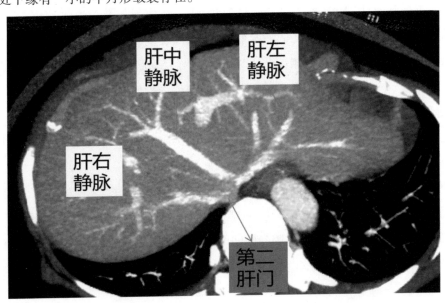

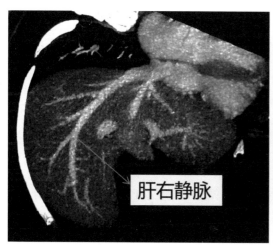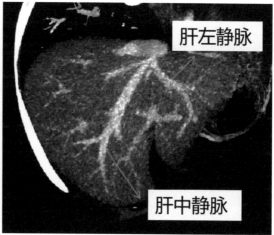

图 11 - 3　肝静脉

二、检查技术

一般说来,肝血管 CT 成像既要显示肝动脉包括腹主动脉,又要显示门静脉及肝静脉,主要还是以门静脉为主。通过体循环显示门静脉,所以延迟时间及对比剂的药量尤为重要。目前常用的又简单好掌握的有三种。

第一种为经验延迟法。

1. 病人采取仰卧位,足先进,双上肢举于头的两侧,先行腹部冠状定位像,扫描范围为膈面上 3～5cm 至双肾下级。

2. 造影剂总量为 130ml。

3. 注射速度:肘静脉以 4.5ml/s(4～4.5ml/s) 注射非离子型造影剂(浓度为 350 碘佛醇、370 的碘普罗胺、400 碘美普尔等)。

4. 生理盐水:4.5ml/s,30ml。

5. 扫描参数:管电压 120kV, 有效管电流 250mA,层厚 5mm,重建 1.25mm。

6. 肝动脉期(肝动脉 CTA):注射对比剂后 30s 开始扫描,扫描时间 8s,经图像后处理显示腹主动脉及腹腔动脉明显强化,肝内小动脉显影,但肝内门静脉左右分支未见强化,正常肝实质密度增高不明显。

7. 门脉期(门静脉 CTV):注射对比剂后 60s 开始扫描,扫描时间 8s,此时肝强化不明显,肝门静脉血流正处于门静脉血管内的流入阶段,门静脉与肝实质之间有最大的 CT 值差异,门静脉主干明显强化,肝内门静脉细小分支显影。

8. 肝静脉期(肝静脉 CTV):在门静脉就已经显影,也可选择在注药 70s 左右开始扫描。

第二种方法为 Smart – Prep 法。

1. 按照腹部 CTA 扫描程序,ROI 置于腹主动脉肝部,阈值为 160hu,延迟时间 10s,触发时间 6s。

2. 造影剂总量为 130ml。

3. 注射速度:肘静脉以 4.5ml/s(4～4.5ml/s)注射非离子型造影剂(浓度为 350 碘佛醇、370 的碘普罗胺、400 碘美普尔等)。

4. 生理盐水:4.5ml/s,40ml。

5. 扫描参数:管电压 120kV,有效管电流 250mA,层厚 5mm,重建 1.25mm,扫描时间 8s。

6. 门脉期:延迟时间为 30s,扫描时间 8s。

7. 延时期:延迟时间为 40s,扫描时间 8s。

第三种能谱 CTASmart – Prep 法。

1. 按照能谱腹部 CTA 扫描程序,ROI 置于腹主动脉肝部,阈值为 250hu,延迟时间 10s,触发时间 6s,扫描时间 8s。

2. 造影剂总量为 86～95ml。

3. 注射速度:肘静脉以 4.5ml/s(4～4.5ml/s)注射非离子型造影剂(浓度为 350 碘佛醇、370 的碘普罗胺、400 碘美普尔等)。

4. 生理盐水:4.5ml/s,40ml。

5. 扫描参数:能谱管电压 80～140kV,有效管电流 250mA,层厚 5mm,重建三期都用 45Kev、0.625mm。

6. 门脉期:延迟时间为 30s,扫描时间 8s。

7. 延时期:延迟时间为 40s,扫描时间 8s。

三、临床病例

病例 1:Budd – Chiari Syndrome 布加氏综合征(下腔静脉肝后段隔膜形成,肝中静脉及肝右静脉节段性阻塞),指各种原因导致肝静脉、肝段下腔静脉狭窄或闭塞,引起肝静脉、下腔静脉血流受阻而形成窦后门静脉高压、下腔静脉高压的临床综合征。

病人,女,54 岁,下肢静脉曲张 20 年,皮肤溃烂 1 个月。行 DSA 及下腔静脉 CTV:

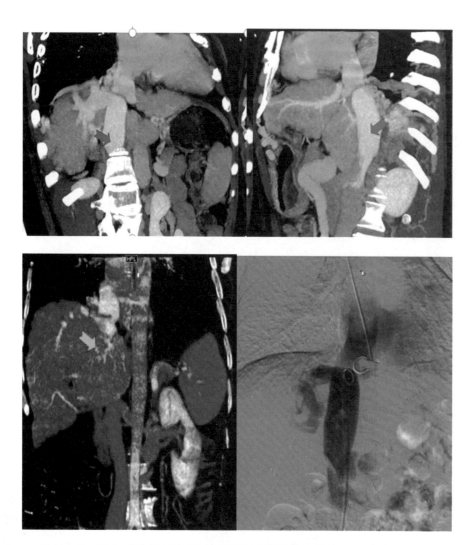

图 11 – 4　CPR + MIP/VR 图示下腔静脉肝后段隔膜形成，与 DSA 造影结果吻合

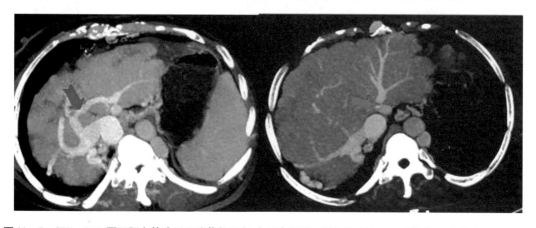

图 11 – 5　CPR + MIP 图示肝左静脉近心端节段阻塞，有肝内侧枝经肝右静脉沟通下腔静脉，肝中静脉显影不清

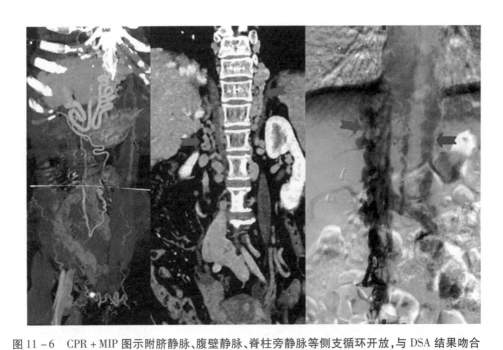

图 11 - 6 CPR + MIP 图示附脐静脉、腹壁静脉、脊柱旁静脉等侧支循环开放,与 DSA 结果吻合

病例2:门脉海绵样变性(门脉及属支、肝内分支广泛血栓形成),各种原因引起门静脉主干、分支完全或部分阻塞后,可使在阻塞处门静脉主干或肝内分支周围、肝门区以及肝十二指肠韧带处形成大量侧支循环。

病人,女,75 岁,半个月前出现腹部胀痛不适,既往患骨髓增殖性肿瘤(血小板增多症)。行门脉 CTV 检查。

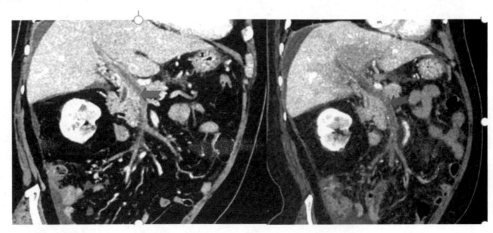

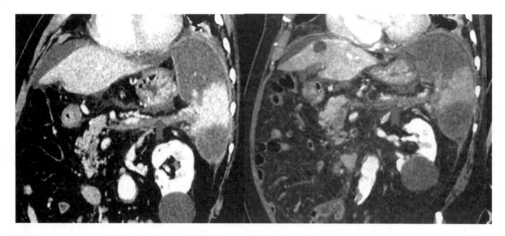

图 11 - 7　CPR 示门脉及属支、肝内分支广泛血栓形成,且合并肝内低灌注、脾梗死,前后两次对比治疗有好转(血栓范围缩小,肝内低灌注、脾梗死面积缩小)

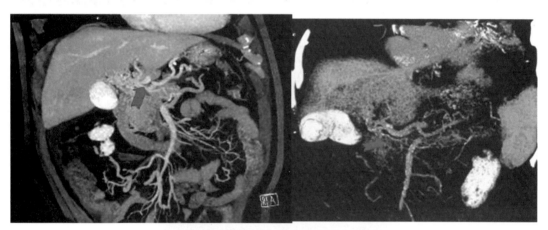

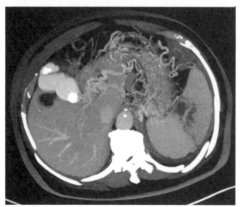

图 11 - 8　CPR + MIP、VR 示肝门部、胃周迂曲扩张静脉开放

病例 3:门脉海绵样变性(肝门部胆管癌侵犯门脉)

病人,男,63 岁,全身皮肤巩膜黄染并上腹痛半个月,CA199 升高。行 MRCP 及门脉

CTV 检查,如图:

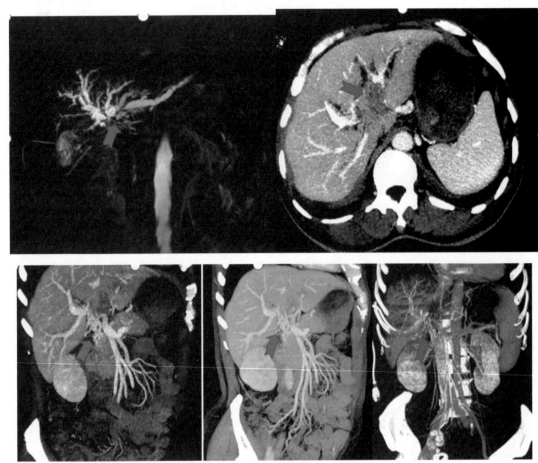

图 11 - 9　门脉血管

门脉 MRCP + 门脉 CTV 图

第十二章　下腔静脉 CT 血管成像

第一节　下腔静脉

一、下腔静脉解剖

下腔静脉位于腹膜后,是腹、盆部和下肢静脉回流的主干,为人体最大的静脉回流通道,由左、右侧髂总静脉在第 4～5 腰椎体右前方汇合而成,汇合处的角度平均约 76°,在腹膜后腹主动脉右旁上行,经肝的腔静脉沟,穿膈的腔静脉裂孔进入胸腔,再进入右心房后下部,下腔静脉的总长度为 25.7～27.1cm。左、右髂总静脉汇合处为 2.0cm,平左肾静脉上缘处为 3.1cm,穿膈处为 3.4cm。下腔静脉的属支分壁支和脏支两种,多数与同名动脉伴行;壁支包括膈下静脉和腰静脉;脏支包括睾丸(卵巢)静脉、肾静脉、肾上腺静脉和肝静脉等;腰静脉、双侧肾静脉、右侧性腺静脉和肝静脉为下腔静脉的主要属支。

下腔静脉一般分为肝下段、肝段和肝上段,收聚下肢、盆腔脏器、盆腔器、腹壁回流的静脉血,其中下肢及腹前壁回流的静脉血汇入髂外静脉;盆腔脏器及盆腔回流的静脉血汇入髂内静脉;腹腔成对的脏器(睾丸、卵巢、肾、肾上腺)及腹后壁静脉(腰静脉、膈下静脉)血直接或间接进入下腔静脉;腹腔不成对脏器回流的静脉(脾静脉、肠系膜上下静脉、胃左右静脉、胆囊静脉、腹脐静脉)血经门静脉入肝,再经肝静脉进入下腔静脉。

肝内一些小静脉,包括引流肝尾叶的静脉经第三肝门汇入下腔静脉,一般称为副肝静脉或肝短静脉,其中肝右后静脉较粗大,引流范围包括第 Ⅵ、Ⅶ 肝段,开口于肝右静脉和肾静脉连线中点附近的下腔静脉右侧壁。行肝右叶后段切除时须小心结扎粗大的肝右后下静脉;行扩大肝左叶切除时,此静脉必须保留。肝移植受体出现此静脉时,需在冠状面上测量其与肝右静脉之间的距离,若 >4cm 的话,可能很难移植 2 根静脉,需要用单个金属夹部分夹闭受体的下腔静脉;其直径 >3mm 时应保留这些静脉,以减少移植肝功能障碍的危险性。

各腰静脉汇合成一条纵行的静脉,即腰升静脉,该静脉下端连接同侧的髂总静脉(向上移行为下腔静脉)和髂腰静脉,右侧移行为奇静脉,左侧移行为半奇静脉(该静脉在第8~9胸椎高度向右弯曲,横过脊柱前方,汇入奇静脉),奇静脉在第4~5胸椎高度绕右肺门上方向前,汇入上腔静脉。所以,奇静脉是上、下腔静脉系间的最大吻合支。左侧睾丸静脉或卵巢静脉以直角汇入左肾静脉后进入下腔静脉,右侧睾丸静脉或卵巢静脉以锐角直接进入下腔静脉。左侧肾上腺静脉注入左侧肾静脉,右侧者注入下腔静脉。

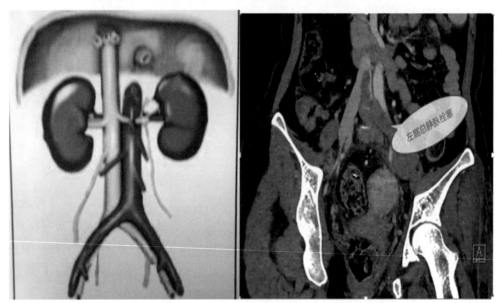

图 12 - 1　下腔静脉

二、检查技术

高质量下腔静脉 CT 血管成像(CTV)图像依赖于病人配合以及延迟时间设置、对比剂用量、阈值设定、扫描参数的设定。下腔静脉都是通过体循环显示的,所以延迟时间及对比剂的药量尤为重要,目前常用的为 Smart-Prep 法。

1. 按照腹部 CTA 扫描程序,病人采取仰卧位,足先进,双上肢举于头的两侧,先行腹部正位定位像,扫描范围为膈面上 3~5cm 至耻骨联合下 2cm;ROI 置于下腔静脉(第4~5腰椎右前方)。

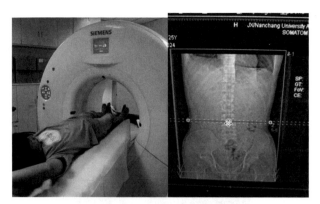

图 12 - 2　下腔静脉定位图

2. 造影剂总量为 130ml。

3. 注射速度:肘静脉以 4.5ml/s(4～4.5ml/s) 注射非离子型造影剂(浓度为 350 碘佛醇、370 的碘普罗胺、400 碘美普尔等)。

4. 生理盐水为 4.5ml/s,40ml。

5. 扫描参数:管电压 120kV, 有效管电流 250mA,层厚 5mm,重建 1.25mm。

6. 扫描时间 8s。

7. 先注射对比剂 90ml,才能开始启动监测肾静脉程序(由于下腔静脉是通过体循环来显示的,所以要在一定时间才循环到下腔静脉,过早启动监测程序,往往对比剂还未循环到下腔静脉,监测时段就结束,这样就造成 Smart-Prep 法失败)。

8. 阈值为 80hu,延迟时间 10s。

能谱 CTASmart-Prep 法。

1. 按照能谱腹部 CTA 扫描程序；ROI 置于腹主动脉肝部,阈值为 250hu,延迟时间 10s,触发时间 6s,扫描时间 8s。

2. 造影剂总量为 86～95ml。

3. 注射速度:肘静脉以 4.5ml/s(4～4.5ml/s) 注射非离子型造影剂(浓度为 350 碘佛醇、370 的碘普罗胺、400 碘美普尔等)。

4. 生理盐水为 4.5ml/s,40ml。

5. 扫描参数:能谱管电压 80～140kV, 有效管电流 250mA,层厚 5mm,重建三期都用 45Kev,0.625mm。

6. 门脉期:延迟时间为 30s,扫描时间 8s。

7. 延时期:延迟时间为 40s,扫描时间 8s。

三、临床病例

病人,女,胃癌术后 2 年,左下肢肿胀 2 周,下肢溃疡 1 周。

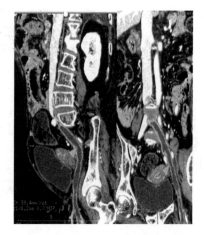

图 12 - 3　胃 Ca 术后下肢栓塞

病人,男,经常腹痛,下肢水肿 1 周伴体重减轻(平滑肌肉瘤)。

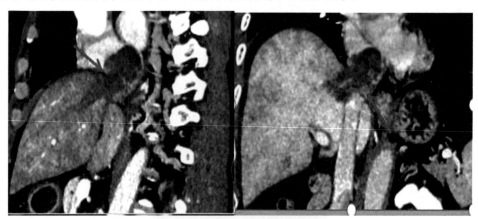

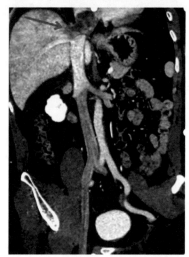

图 12 - 4　平滑肌肉瘤癌栓

第十三章　上肢 CT 血管成像

第一节　上肢动脉血管 CT 成像

一、上肢动脉解剖

(一)锁骨下动脉

右侧起自头臂干,左侧起自主动脉弓,出胸廓上口弯向外,在锁骨与第 1 肋之间通过,到第 1 肋外缘处移行为腋动脉。锁骨下动脉的主要分支有椎动脉、胸廓内动脉和甲状颈干。

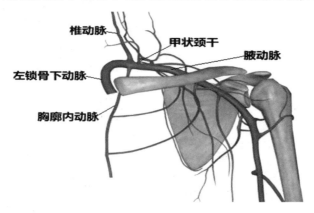

图 13 - 1　锁骨下动脉

●椎动脉

起自锁骨下动脉内侧段,向上穿第 1~6 颈椎横突孔,经枕骨大孔入颅腔,分布到脑和脊髓。

●胸廓内动脉

起自锁骨下动脉下面,向下进入胸腔,经第 1~7 肋软骨的后面(距胸骨外侧缘 1cm)下行,其终支穿膈入腹直肌鞘内,延续为腹壁上动脉。该动脉分支分布到胸前壁、心包、膈和腹直肌。

● 甲状颈干

为一条短粗干,其主要分支有甲状腺下动脉,它向内上方横过颈总动脉后方,分布于甲状腺,主要分支有甲状腺下动脉、肩胛上动脉、肋颈干、肩胛背动脉。

（二）腋动脉

于第1肋的外侧缘接锁骨下动脉,经腋窝至背阔肌下缘处接肱动脉。以胸小肌为标志分为三段:第一段从第一肋外侧缘至胸小肌上缘,分支为胸上动脉;第二段被胸小肌覆盖,分支胸外侧动脉及胸肩峰动脉;第三段从胸小肌下缘至大圆肌下缘。分支有肩胛下动脉、旋肱前动脉及旋肱后动脉。

（三）肱动脉

腋动脉在大圆肌腱下缘移行为肱动脉,其主要分支为肱深动脉,肱动脉主干沿肱二头肌内侧沟与正中神经伴行,至肘窝分为桡动脉和尺动脉, 经伴行,至肘窝分为桡动脉和尺动脉。

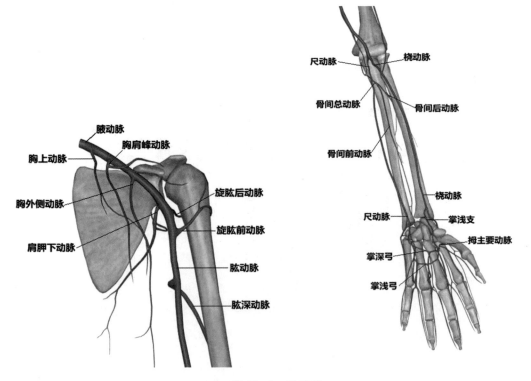

图 13-2 肱动脉

(四)桡动脉

在前臂桡侧与桡骨平行下降,上段位于肱桡肌的深面,下段在肱桡肌腱与桡侧腕屈肌腱之间下行,在腕部于皮下,可摸到搏动,为临床摸脉部位。有的人桡动脉变异,其下段走行于桡骨背面。桡动脉的下端绕桡骨茎突至手背,再穿第1掌骨间隙入手掌侧深面,参与组成掌深弓。桡动脉的分支有掌浅支和拇主要动脉。

掌浅支:在桡腕关节处起自桡动脉,入手掌参与组成掌浅弓。

拇主要动脉:分三支分布到拇指和示指桡侧。

(五)尺动脉

在前臂尺侧腕屈肌和指浅屈肌之间下行,入手掌,其终支与桡动脉的掌浅支吻合成掌浅弓。尺动脉的主要分支是掌深支,它与桡动脉的终支组成掌深弓。

掌浅弓:位于手掌屈肌腱的浅面,由尺动脉的终支和桡动脉的掌浅支吻合而成。自弓的凸侧发出4支动脉,桡侧的3支称为指掌侧总动脉,每支又分为两条指掌侧固有动脉,分布于第2~5指的相对缘,最内侧的一支供应小指内侧缘。

掌深弓:位于手掌屈肌腱的深面,由尺动脉的掌深支和桡动脉的终支吻合而成,其凸侧发出3条动脉分别与掌浅弓的指掌侧总动脉吻合。

二、检查技术

如果一侧上肢有病变,肘静脉注药要选择健肢,如果双上肢有病变,则选择颈静脉注药,原因是同侧注药会严重影响同侧动脉显影。扫描体位一般情况下是双上肢上举,扫描方向从肩往上肢手方向,这样可以减少病人辐射剂量。

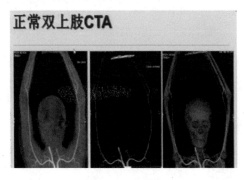

图 13 - 3　扫描图

但是大多数情况下,病人不能上举,那只有双上肢平行于身躯,放于胸部,以上肢为中心,扫描视野应包全病变上肢,扫描方向从肩至手掌。目前常用的为 Smart-Prep 法。

1. 按照胸部 CTA 扫描程序,病人采取仰卧位,足先进,双上肢举于头的两侧,先行双上肢冠状定位像。

2. 扫描范围及扫描方向为胸主动脉至手掌动脉;ROI置于胸主动脉主干,阈值为160hu,延迟时间10s,触发时间6s,扫描时间10s。

3. 造影剂总量为85ml。

4. 注射速度:肘静脉以4.5ml/s(4~4.5ml/s)注射非离子型造影剂(浓度为350碘佛醇、370的碘普罗胺、400碘美普尔等)。

5. 生理盐水:4.5ml/s,40ml。

6. 扫描参数:管电压120kV,有效管电流250mA,层厚,5mm,重建1.25mm,也可以采取自动毫安秒方式。

三、临床病例

上肢动脉瘤:由于动脉粥样硬化、创伤、感染或结缔组织病引起上肢动脉瘤样扩张,可分为真性动脉瘤和假性动脉瘤。

病人,男,49岁,病人自诉1年前发现右前臂波动性包块,无其他不适。CTA如图所示:

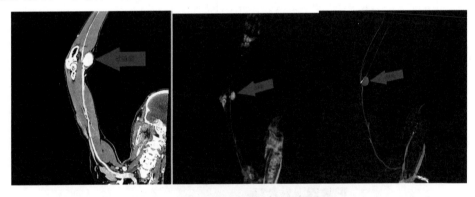

图13-4 上肢动脉瘤 VR 及 MIP 图

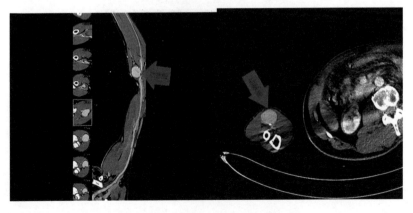

图13-5 上肢动脉瘤 CPR 和横断图

第二节　上肢静脉 CT 血管成像

一、上肢静脉解剖

上肢静脉包括上肢深静脉和浅静脉,具有重要的临床意义,两者通过穿静脉交通。深静脉多走行于深筋膜的深面并与同名动脉伴行,浅静脉走行于皮下组织内,不与动脉伴行。

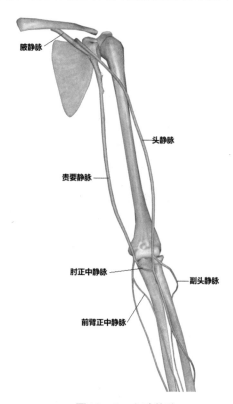

图 13 - 6　上肢静脉

（一）浅静脉

主要有头静脉、贵要静脉和肘正中静脉。

● 头静脉

起自手背静脉网的桡侧,沿前臂桡侧上行,在肘窝偏外侧经肘正中静脉与贵要静脉相交通,然后沿肱二头肌外侧间沟上行,经三角肌胸大肌间沟穿过深筋膜,注入腋静脉或锁骨下静脉,偶尔可汇入颈外静脉。

●贵要静脉

起自手背静脉网的尺侧,沿前臂尺侧上行,于肘部转至前面,再经肱二头肌内侧沟行至臂中点平面,穿深筋膜,注入肱静脉。

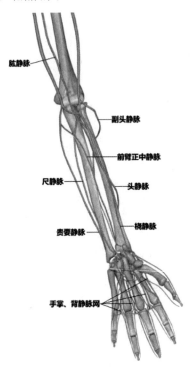

图 13 - 7 上肢静脉

●肘正中静脉

肘正中静脉粗而短,通常在肘窝处连接贵要静脉和头静脉,吻合成"N"形,同时与深静脉相连,该静脉变异较多见。

●前臂正中静脉

引流手掌面的静脉,沿前臂的内侧上行,汇入贵要静脉或肘正中静脉。

(二)深静脉

深静脉多走行于深筋膜的深面并与同名动脉伴行,有桡静脉、尺静脉、肱静脉、腋静脉和锁骨下静脉。

二、检查技术

扫描体位一般情况下是双上肢上举,扫描方向从肩往上肢手方向。这样可以减少病人辐射剂量,但是大多数情况下,病人不能上举,那只有双上肢平行于身躯,放于胸部,以上肢为中心,扫描视野应包全病变上肢,扫描方向从肩至手掌。

(一)上肢静脉血管 CTV 间接法(不常用)

1. 按照胸部 CTA 扫描程序,病人采取仰卧位,足先进,双上肢举于头的两侧,先行双上肢冠状定位像,扫描范围及扫描方向为胸主至手掌侧。

2. 造影剂总量为 96ml。

3. 注射速度:肘静脉以 4.5ml/s(4~4.5ml/s)注射非离子型造影剂(浓度为 350 碘佛醇、370 的碘普罗胺、400 碘美普尔等)。

4. 生理盐水:4.5ml/s,40ml。

5. 延迟时间为 40s。

6. 扫描时间为 6s。

7. 扫描参数:管电压 120kV, 有效管电流 250mA,层厚 5mm,重建 1.25mm,也可以采取自动毫安秒方式。

(二)如果需要依次显示上肢动脉及上肢静脉,那也需要使用间接法

目前常用的为 Smart – Prep 法。

1. 按照胸部 CTA 扫描程序,病人采取仰卧位,足先进,双上肢举于头的两侧,先行双上肢冠状定位像。

2. 扫描范围为胸主动脉至手掌动脉;ROI 置于胸主动脉主干,阈值为 160hu,延迟时间 10s,触发时间 6s。

3. 造影剂总量为 88ml。

4. 注射速度:肘静脉以 4.5ml/s(4~4.5ml/s)注射非离子型造影剂(浓度为 350 碘佛醇、370 的碘普罗胺、400 碘美普尔等)。

5. 生理盐水:4.5ml/s,40ml。

6. 扫描参数:管电压 120kV, 有效管电流 250mA,层厚 5mm,重建 1.25mm,也可以采取自动毫安秒方式。

7. 扫描时间 10s,扫描方向为胸主动脉至手掌动脉。

8. 然后再延时 35s,从胸主动脉至手掌动脉方向。

(三)上肢静脉 CTV 常用方法为直接法

1. 病人采取仰卧位,足先进,双上肢举于头的两侧,先行双上肢冠状定位像,扫描范围为手侧至肩侧。

2. 扫描时间为 10s。

3. 造影剂为稀释的,按 1∶7 配置,总量为 150ml。

4. 注射速度:同侧上肢手背或同侧前臂远端浅静脉以 1.8ml/s。

5. 先注射 50ml 再开始扫描。

6. 扫描方向自手侧向肩侧。

7. 上肢无需结扎,扫描时间为 10s。

8. 扫描参数:管电压 120kV, 有效管电流 250mA, 层厚 5mm,也可以采取自动毫安秒方式。

三、临床病例

上肢静脉血栓:静脉血管壁损伤或高凝状态的血液缓慢通过,造成血栓形成,可分为原发性和继发性,其中继发性多见,常见病因有肺动脉血栓、肿瘤等。

病人,男,55 岁,上肢肿胀疼痛,皮肤紫红色入院,左侧头臂静脉、左颈内静脉近端、左锁骨下静脉、左腋静脉及其属支深静脉血栓。CTA 突向如下:

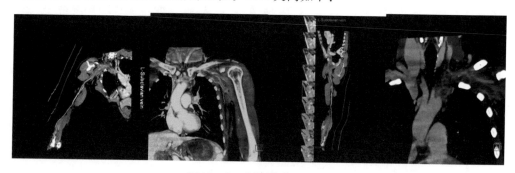

图 13-8　上肢静脉 MIP 图

第十四章　下肢 CT 血管成像

第一节　下肢动脉 CT 成像系统

一、下肢动脉解剖

(一)股动脉

　　股动脉是下肢动脉的主干,由髂外动脉延伸而来,经腹股沟韧带中点的深面入股三角,在股三角内,股动脉先位于股静脉的外侧,逐渐从外侧跨到股静脉的前方,下行入收肌管,再穿收肌腱裂孔至腘窝,易名腘动脉。在腹肌沟韧带稍下方,股动脉位置表浅,活体上可以触摸到其搏动,当下肢出血时,可以在此处将股动脉压迫进行止血。股动脉有四大分支,向前发出三条动脉,即腹壁浅动脉、旋髂浅动脉和阴部外动脉,向后发出股深动脉,股深动脉是股动脉最大的分支,股深动脉又分出旋股外侧动脉、旋股内侧动脉和穿动脉。

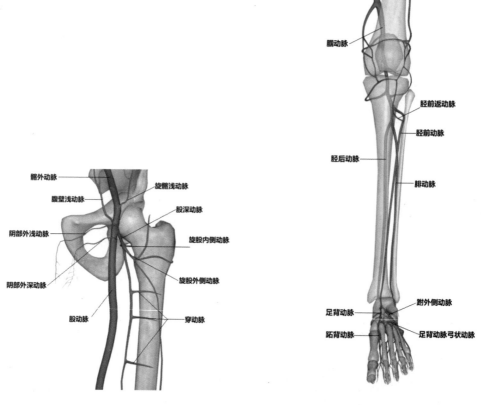

图 14 - 1 下肢动脉

(二)腘动脉

腘动脉是股动脉在腘窝的直接延续,位置较深。当股骨髁上骨折时可能伤及腘动脉。腘动脉是大腿和小腿血管连接的枢纽,在此部位侧支循环很少,心脏附壁血栓脱落后常阻塞该动脉,造成急性动脉栓塞。腘动脉通过腘窝后在小腿分出 3 根主要血管,即胫前动脉、胫后动脉和腓动脉。

(三)胫前动脉

由腘动脉发出,自小腿骨间膜上部穿入小腿前部,立即发出胫前返动脉向上参与膝关节动脉网的组成,主干经小腿前群肌之间下行,至踝关节前方达足背移行为足背动脉。

(四)胫后动脉

腘动脉的直接延续,向下行于小腿屈肌浅、深两层之间,经内踝后方进入足底,分为足底内侧动脉和足底外侧动脉两个终支。

（五）腓动脉

胫后动脉最大的一个分支,在胫后动脉起点下方3cm处分出,先在胫骨后肌的前面斜向下外走行,再沿腓骨内侧缘下行,到外踝的后上方浅出,绕过外踝下方,移行为外踝后动脉分布在外踝和跟骨上。

（六）足背动脉

胫前动脉移行为足背动脉。行于足背内侧拇长伸肌腱和趾长伸肌腱之间,经第1、2跖骨间隙至足底。在踝关节前方,内外踝连线中点,拇长伸肌腱的外侧可触及搏动。

二、检查技术

在进行下肢血管CTA检查时,将病人仰卧于扫描床上,采用足先进,病人双手上举,双膝并拢,或绷带固定,趾靠拢;扫描范围从肾动脉水平至足背动脉,包括腹主动脉、髂内动脉、髂外动脉、股动脉、腘动脉及小腿和足背动脉;扫描前舌下服用硝酸甘油,能使动脉分支、远端小血管及侧支血管显示更佳。

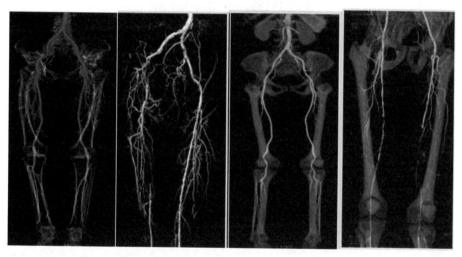

图14-2　1-2图是服用硝酸甘油,3-4图未服用硝酸甘油

目前常用的为Smart-Prep法。

1.按照腹部CTA扫描程序(腹主动脉至足底),病人采取仰卧位,足先进,双上肢举于头的两侧,先行双下肢冠状定位像。

2.扫描范围根据临床需要,如果腹主动脉至足底动脉,扫描范围及扫描方向就从腹主动脉至足底;如果是胸主动脉至足底动脉,扫描范围及扫描方向则是胸部至足底动脉;如果单纯下肢,那扫描范围及扫描方向从腹主动脉分叉至足底动脉;ROI置于腹主动脉分叉,阈值为160hu,延迟时间10s,触发时间6s。

3. 造影剂总量为 90ml。

4. 扫描时间为 45～50s（由于下肢动脉远离心脏,下肢动脉血流速度相对比较慢,所以扫描速度相对要减慢）。

5. 注射速度:肘静脉以 4.5ml/s（4～4.5ml/s）注射非离子型造影剂（浓度为 350 碘佛醇、370 的碘普罗胺、400 碘美普尔等）。

6. 生理盐水:4.5ml/s,40ml。

7. 扫描参数:管电压 120kV,有效管电流 250mA,层厚 5mm,重建 1.25mm,也可以采取自动毫安秒方式。

三、临床病例

1. 下肢动脉瘤。

下肢动脉粥样硬化、医源性导管损伤、感染性或由于外伤引起血管形成动脉瘤。

病人,男,59 岁,体检发现"左侧股深动脉瘤"。CTA 如图所示:

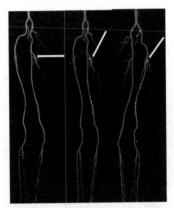

图 14-3　肢动脉瘤 VR 及 MIP 图

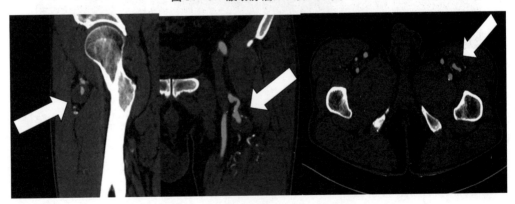

图 14-4　下肢动脉瘤矢状位及横断位

2.下肢动脉血栓。

脉管炎或者动脉硬化等原因造成的动脉逐渐闭塞,或是从近端,比如从心脏、大动脉、其他部位脱落下来的东西,比如斑块或者血栓,随着血流到下肢动脉,导致下肢动脉闭塞,称之为动脉栓塞。

病人,男,39岁,于8天前突发左足踝部疼痛,疼痛持续伴活动受限,疼痛范围进行性扩大,由左侧足踝部至左膝关节之上,左侧足背动脉未扪及。CTA如图所示:

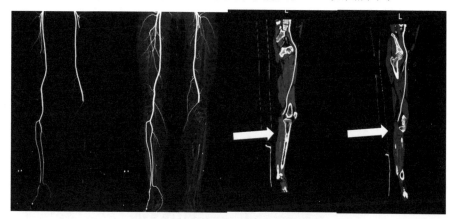

图 14-5 下肢动脉血栓 VR 及 MIP 图

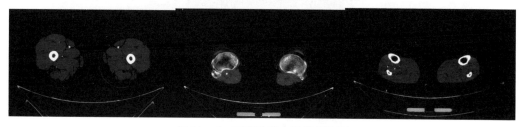

图 14-6 下肢动脉血栓横断位图

第二节 下肢静脉 CT 血管成像

一、下肢静脉血管解剖

下肢静脉内有丰富的向心单向开放的瓣膜,阻止静脉血逆流,保证下肢静脉血由下向上,由浅入深地单向回流。下肢静脉分为浅、深两组,浅静脉和深静脉有许多交通支相连,最终汇入深静脉。

(一)浅静脉

主要有大隐静脉和小隐静脉。

●大隐静脉

在足内侧起自足背静脉弓内侧端,经内踝前方沿小腿内侧和大腿前内侧面上行,至耻骨结节外下方入深面,注入股静脉。大隐静脉有 5 条属支,如旋髂浅静脉、腹壁浅静脉、阴部外静脉、股内侧浅静脉和股外侧浅静脉,5 条属支汇入大隐静脉的形式多样,相互间吻合丰富。

●小隐静脉

在足的外侧缘起自足背静脉弓外侧端,在外踝后方上行至腘窝,穿深筋膜注入腘静脉。

(二)深静脉

足和小腿的深静脉与同名动脉伴行,均为两条。胫前、胫后静脉上行到腘窝汇合成一条腘静脉,穿收肌腱裂孔移行为股静脉,它伴随股动脉上行,初在其外侧,后转至内侧,达腹股沟韧带深面移行为髂外静脉。

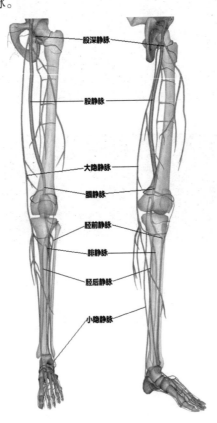

图 14 - 7　下肢静脉

二、检查技术

下肢静脉血管 CTV 检查方法有两种:第一种方法只要求显示下肢静脉,可以采用直接法。

1.病人采取仰卧位,头先进,双上肢举于头的两侧,先行双下肢正位定位像,扫描范围为腹主动脉分叉至足底。

2.扫描时间为10s。

3.造影剂为稀释的,按1:7配置,总量为150ml。

4.注射速度:留置针置于病变侧足背浅静脉以1.8ml/s速度注射;ROI置于下腔静脉处,阈值为80hu,延迟时间10s。

5.先注射50ml再开始扫描。

6.扫描方向自足侧向腹部方向。

7.使用止血带扎于踝关节。

8.扫描参数:管电压120kV,有效管电流250mA,层厚5mm,也可以采取自动毫安秒方式。

9.也有不使用止血带扎于踝关节。

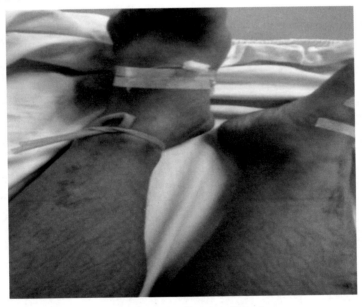

图14-8 踝关节扎止血带方法

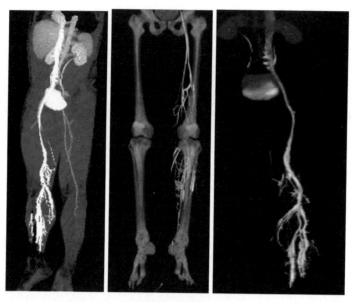

图 14 - 9　止血带处理图像,药比为 1:4

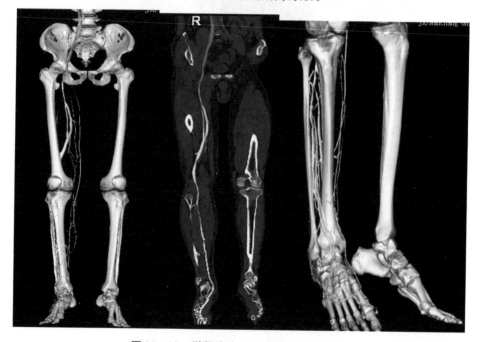

图 14 - 10　稀释比为 1:7,未绑止血带图像

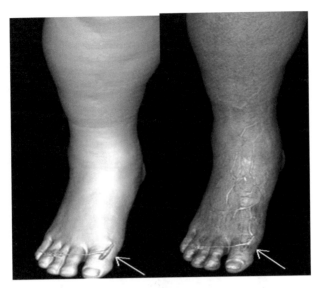

图 14 - 11　未绑止血带

使用止血带可使深静脉充分显影,但止血带处有中断现象,穿刺静脉容易破裂,导致对比剂外溢;深静脉压低,不使用止血带,深浅静脉显影好,特别是侧支循环的显示。深静脉压高时,踝部未使用止血带扎紧,对比剂通过浅静脉回流深静脉未显影。

直接法是将高浓度对比剂未经过体循环,直接注入静脉血管,所以会形成线束硬化伪影,很容易掩盖腔内血栓或其他病变的显示,所以一般情况下要将高浓度对比剂稀释。稀释比有 1:4、1:5、1:7 等。

第二种方法为间接法。

1. 病人采取仰卧位,足先进,双上肢举于头的两侧,先行双下肢冠状定位像,扫描范围为腹主动脉分叉至足底。

2. 造影剂总量为 100ml。

3. 扫描时间为 25s,延迟时间为 90s。

4. 注射速度:肘静脉以 4.5ml/s(4~4.5ml/s) 注射非离子型造影剂(浓度为 350 碘佛醇、370 的碘普罗胺、400 碘美普尔等)。

5. 生理盐水:4.5ml/s,40ml。

6. 扫描参数:管电压 100kV, 有效管电流 250mA,层厚 5mm,也可以采取自动毫安秒方式。

如果需要依次显示下肢动脉和下肢静脉血管,目前常用的为 Smart - Prep 法。

1. 按照腹部 CTA 扫描程序,病人采取仰卧位,足先进,双上肢举于头的两侧,先行双下肢正位定位像,扫描范围为腹主动脉分叉至足底,ROI 置于腹主动脉分叉,阈值为 160hu,延迟时间 10s,触发时间 6s。

2. 造影剂总量为 100ml。

3. 扫描时间为 45～50s（由于下肢动脉远离心脏,下肢动脉血流速度相对比较慢,所以扫描速度相对要减慢）。

4. 注射速度:肘静脉以 4.5ml/s(4～4.5ml/s) 注射非离子型造影剂（浓度为 350 碘佛醇、370 的碘普罗胺、400 碘美普尔等）。

5. 生理盐水:4.5ml/s,40ml。

6. 再延迟 35s 开始扫描,扫描时间为 24s,扫描范围为腹主动脉分叉至足底。

7. 扫描参数:管电压 100kV,有效管电流 250mA,层厚 5mm,也可以采取自动毫安秒方式。

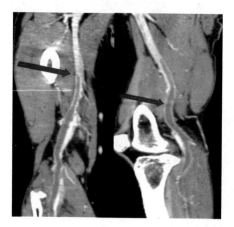

图 14－12　深静脉血栓

直接法优势:

1. 血管腔内造影剂浓度较高,VR 图像清晰。

2. 对病灶的侧支循环的显示良好。

直接法缺点:

1. 血栓完全阻塞血管时,血栓的近心端血管腔内无造影剂,血栓长度、范围无法确定。

2. 髂静脉、下腔静脉内造影剂及血液有时混合不均,严重时有可能误认为是血栓充盈缺损,影响诊断。

3. 对近心端的血栓显示不好。

4. 血栓脱落的风险大。

5. 下肢肿胀明显时,静脉不易找到。

间接法优势:

1. 血栓的近心端及远心端血管内均有造影剂充填,有利于显示血栓的长度、范围。

2. 可以与健侧形成对比。

3. 血栓脱落的风险小。

间接法缺点：

1. 血管内造影剂浓度较低,VR 图像效果差,在肢体肿胀明显时可能会更明显。

2. 对侧肢循环的显示不佳。

3. 使用能谱 CT 扫描,利用 45kev 千伏重建一组数据进行后处理序列。

三、临床病例

下肢静脉血栓:发生在下肢静脉的一种非化脓性炎症,并伴有继发性血管腔内血栓形成的疾病,病变主要累及下肢浅表静脉或深静脉。

病人,男,61 岁,病人于 2 天前无明显诱因逐渐出现左小腿肿胀不适,后肿胀范围逐渐至大腿,感肢体疼痛、沉重感,下地行走困难,无明显胸痛、胸闷、咳嗽、心悸、发热等不适。CTA 如图所示:

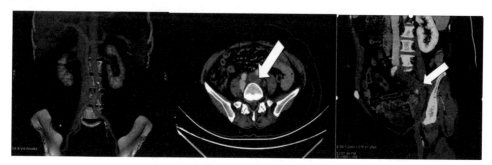

图 14-13　下肢静脉栓塞

参考文献

[1] 中华医学会放射学分会,中国医师协会放射医师分会. 对比剂使用指南[J]. 中华放射学杂志,2008,42(3):320－325.

[2] 张龙江,卢光明. CT血管成像静脉注射碘对比剂的原则和策略[J]. 中华放射学杂志,2011,45(6):597－600.

[3] 柳澄. 腹部MSCT增强扫描中对比剂应用基础[J]. 医学影像学杂志,2010,20(3):297－299.

[4] 张龙江,祁吉. 对比剂肾病:一个值得关注的问题[J]. 中华放射学杂志,2007,41(8):882－884.

[5] 卢光明. 临床CT鉴别诊断学[M]. 南京:江苏科学技术出版社,2011.

[6] 高建波. 中华医学影像技术学CT成像技术卷[M]. 北京:人民卫生出版社,2017.

[7] 余建明,黄小华,吕发金. 医学影像检查技术学[M]. 北京:科学出版社. 2022.

[8] 中华医学会放射学分会对比剂安全使用工作组. 碘对比剂使用指南(第2版)[J]. 中华放射学杂志,2013,47:869－872.

[9] 徐克,龚启勇,韩萍. 医学影像学(第八版)[M]. 北京:人民卫生出版社,2018.

[10] 许丽君,陈晨,张桂敏. CT增强扫描中碘比醇造影剂不良反应的预防与护理[J]. 解放军护理杂志,2017,34(20):75－76.

[11] 张龙江,卢光明. 全身CT血管成像诊断学[M]. 北京:人民军医出版社. 2016.

[12] 陈韵岱,陈纪言,傅国胜,等. 碘对比剂血管造影应用相关不良反应中国专家共识[J]. 中国介入心脏病学杂志,2014,22(6):341－348.

[13] 王深明,常光其. 外周动脉疾病介入治疗[M]. 北京:北京大学医学出版社. 2013.

[14] 王鸣鹏. 医学影像技术学CT检查技术卷[M]. 北京:人民卫生出版社. 2012.

[15] 王俊,刘小艳,陈凝. CT/MR/DSA/乳腺技师业务能力考评应试指南[M]. 沈阳:辽宁科学技术出版社. 2017.

图书在版编目（CIP）数据

全身 CT 血管成像技术应用指南／黄水平，左敏静，
叶印泉主编. -- 南昌：江西科学技术出版社，2023.1
ISBN 978 - 7 - 5390 - 8497 - 8

Ⅰ.①全…　Ⅱ.①黄…　②左…　③叶…　Ⅲ.①血管疾
病－计算机 X 线扫描体层摄影－诊断－指南　Ⅳ.
①R543.04 -62

中国国家版本馆 CIP 数据核字（2023）第 008951 号

国际互联网（Internet）地址：http://www.jxkjcbs.com
选题序号：ZK2022421

全 身 CT 血 管 成 像 技 术 应 用 指 南　黄水平 左敏静 叶印泉 主编
QUANSHEN CT XUEGUAN CHENGXIANG JISHU YINGYONG ZHINAN

出版 发行	江西科学技术出版社
社址	南昌市蓼洲街 2 号附 1 号
	邮编:330009　电话:(0791)86623491　86639342(传真)
印刷	江西骁翰科技有限公司
经销	全国各地新华书店
开本	787mm×1092mm　1/16
字数	200 千字
印张	11
版次	2023 年 1 月第 1 版　2023 年 1 月第 1 次印刷
书号	ISBN 978 - 7 - 5390 - 8497 - 8
定价	68.00 元

赣版权登字 -03 -2023 -227

版权所有,侵权必究

（赣科版图书凡属印装错误,可向承印厂调换）